Marlies und Klaus Holitzka

HEILUNG VISUALISIEREN

Eine Einladung & Ermutigung,
heilsam und meditativ
zu malen

Schirner Verlag

Die Ratschläge in diesem Buch sind sorgfältig erwogen und geprüft. Sie bieten jedoch keinen Ersatz für kompetenten medizinischen Rat. Alle Angaben in diesem Buch erfolgen daher ohne Gewährleistung oder Garantie seitens der Autoren oder des Verlages. Eine Haftung der Autoren bzw. des Verlages und seiner Beauftragten für Personen-, Sach- und Vermögensschäden ist ausgeschlossen.

ISBN 978-3-8434-1317-6

Marlies und Klaus Holitzka:
Heilung visualisieren
Eine Einladung und Ermutigung, heilwirksam und meditativ zu malen

Umschlag: Murat Karacay, Schirner, unter Verwendung eines Bildes von Klaus Holitzka
Layout: Silja Bernspitz, Schirner
Lektorat: Alina Machka, Schirner
Printed by: Ren Medien GmbH, Germany

www.schirner.com

1. Auflage September 2017

INHALT

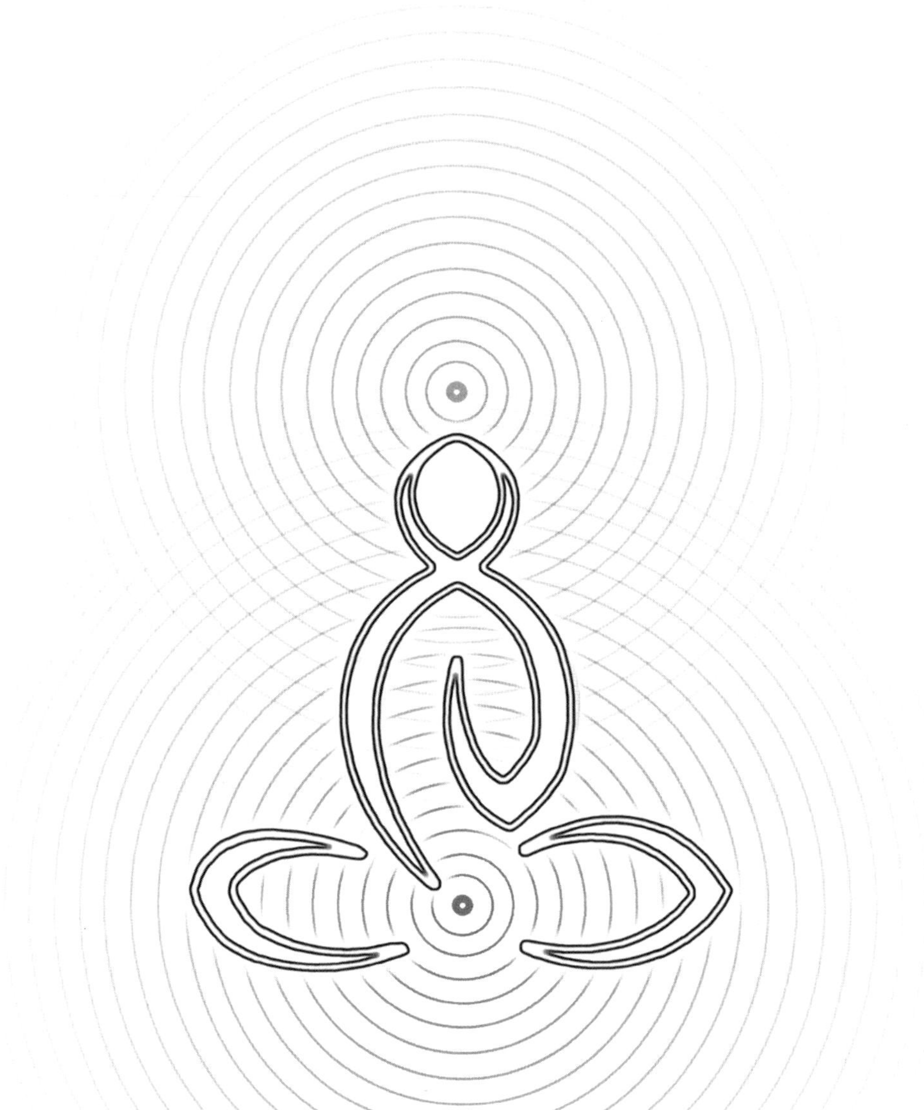

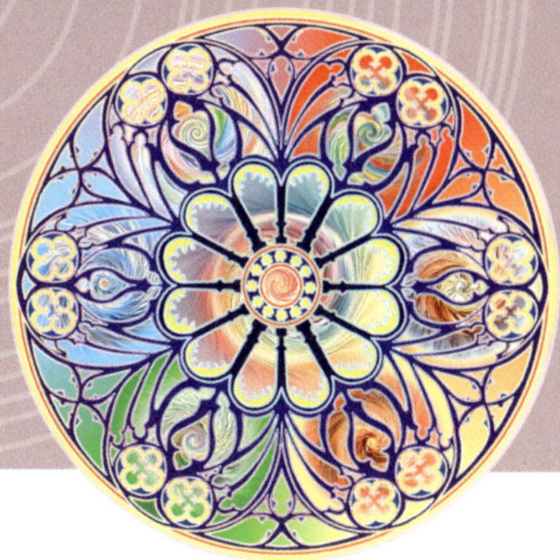

VORWORT

Dieses Buch lädt Sie ein, einen Schatz zu heben. Ein Vermögen, dem wir noch viel zu wenig Aufmerksamkeit schenken: unseren Selbstheilungskräften.

Schon die alten Tibeter und die nordamerikanischen Indianer wussten, wie man Mandalas als Meditationshilfe und für Heilzeremonien einsetzt, um innere Kräfte zu mobilisieren. Aber auch in unseren Kirchen und Kathedralen finden wir lichtdurchflutete farbige Rosetten und Bodenmandalas, die die Andacht vertiefen.

Der berühmte Schweizer Psychologe C. G. Jung, auf den die Symbole der Archetypen zurückgehen, wies wiederholt auf die heilsame Wirkung von selbstgemalten Kreisbildern hin, nachdem er mit dem Malen von Mandalas eine Lebenskrise überwunden hatte. Und weil auch seine Patienten im Prozess des Malens gesünder wurden, erkannte er, wofür der Kreis symbolisch steht: das harmonische Selbst, die Ganzheit der Persönlichkeit.

Das Ausmalen von Mandalas ist eine erprobte und vergnügliche Art, innerlich zur Ruhe zu kommen. Nimmt man dabei noch die eigene Gesundheit in den Fokus und visualisiert sie in Form von Farben, Worten, Gefühlen und Symbolen, entstehen heilsame Impulse.

Das noch junge Forschungsgebiet der Psychoneuroimmunologie beschäftigt sich mit der Frage, welche Wirkung Gedanken, Gefühle und unser Umfeld auf unsere Gesundheit haben. Es liefert eindrucksvolle Beweise dafür, wie eng unser Körper mit unserer Seele und unserem Geist verwoben ist und wie sie sich gegenseitig durchdringen und beeinflussen. Und sie gibt Antworten auf die Frage, was wir tun können, um gesund zu werden und zu bleiben.

Der I. Teil des Buches wirft einen verdichteten Blick auf die zentralen Erkenntnisse der Psychoneuroimmunologie und wie Sie sie für sich nutzen können. Eine Fülle vertiefender Bücher, animierter Filme und Dokumentationen zu dem Thema finden Sie im Internet und in jeder Buchhandlung. Dieses Mandala-Mal-Buch konzentriert sich auf die emotionale gemalte Aktivierung Ihrer Selbstheilungskräfte.

Weltweit gilt der Satz: Ein Bild sagt mehr als tausend Worte. Umso mehr, wenn die eigenen inneren Bilder und Gefühle in die textbegleitenden kleinen und großen Mandalas einfließen. Am Ende werden Sie eine Art gemaltes, farbenfrohes und symbolreiches Tagebuch in den Händen halten, das den Dialog mit Ihren Selbstheilungskräften illustriert.

Der II. Teil beginnt mit praktischen Tipps und geht in geführte Meditationen über, die Ihre Selbstheilungskräfte mobilisieren. Beim Mandala-Ausmalen vertiefen und verankern Sie deren Kräfte mit Ihrer Konzentration und Aufmerksamkeit in einem sichtbaren Bild der Erinnerung. Wenn Sie sofort mit dem Malen loslegen möchten, können Sie direkt bei Teil II einsteigen.

Kranke Menschen brauchen mehr als nur Tabletten, sie benötigen auch warmherzige Zuwendung.

Unsere komplex vernetzten Körpersysteme sind störanfällig, immer wieder geraten sie aus dem Gleichgewicht. Ob wir eine Krankheit als Chance sehen und neu über uns nachdenken, ob wir Anzeichen ignorieren oder selbstverantwortlich zur Heilung beitragen, entscheidet maßgeblich über unsere Lebensqualität.

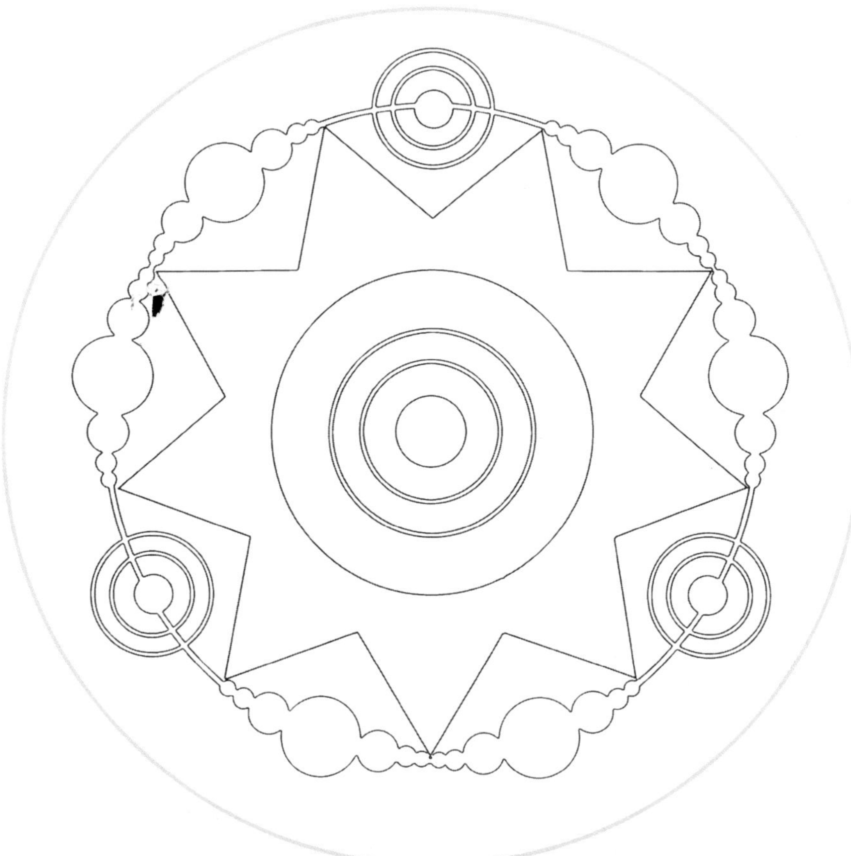

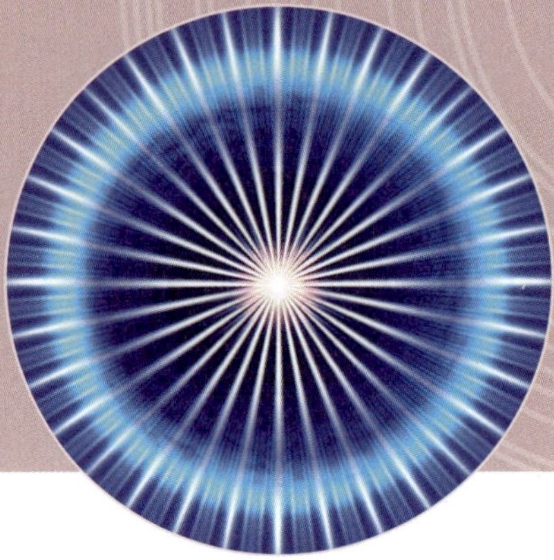

DAS PHÄNOMEN PLACEBO

Selbstheilung – frei von unerwünschten Nebenwirkungen

Die Aussage »Ist doch Placebo!« galt bis vor wenigen Jahren als ein abwertendes Urteil. Inzwischen hat sie sich in Hochachtung vor unseren Selbstheilungskräften verwandelt. Immer klarer entschlüsselt die moderne Medizin mit ihrem Blick auf die inneren Vorgänge unseres Körpers das Phänomen der Selbstheilungskräfte. Verwundert haben wir zur Kenntnis genommen, dass Placebo-Pillen und Scheinoperationen oft ebenso erfolgreich wirken wie chemische Keulen oder tatsächliche Operationen. Unser Glaube an ein Heilmittel und die Kompetenz von Arzt, Heilpraktiker oder Therapeut, vor allem aber das Vertrauen in uns selbst entpuppt sich als der »wahre Heilbringer«. Zudem bleibt Selbstheilung nebenwirkungsfrei, und wenn sie auch noch Spaß macht und in warmherziger Gesellschaft stattfindet, potenziert sich die Wirkung um ein Vielfaches.

Jeder kennt Menschen, die so gut wie nie eine Erkältung haben oder ernstlich krank waren. Was unterscheidet sie von Menschen mit chronischen Rückenschmerzen, von Allergiegeplagten und Herz-Kreislauf-Kranken? Wie ist es möglich, dass manche Patienten entgegen allen ärztlichen Prognosen viele Jahre weiterleben? Und was geschieht bei Spontanremissionen, wenn Tumore und Krebszellen sich plötzlich auflösen? Warum bleiben manche Menschen gesund, obwohl sie den gleichen Viren und Bakterien ausgesetzt sind wie alle anderen? Und was hilft dem einen dabei, seelische Erschütterungen zu verkraften und an ihnen zu wachsen, während ein anderer daran zerbricht?

Die Psychoneuroimmunologie deckt eindrucksvoll auf, wie eng unsere Psyche und die körpereigene Krankheitsabwehr miteinander verknüpft sind. Unsere Gefühle, Gedanken und unser soziales Umfeld beeinflussen unsere Gesundheit tatsächlich messbar bis in unsere Organe, Drüsen und Zellen hinein. Weit mehr, als die körperorientierte Medizin es je für möglich hielt. Doch was genau macht uns gesund oder krank?

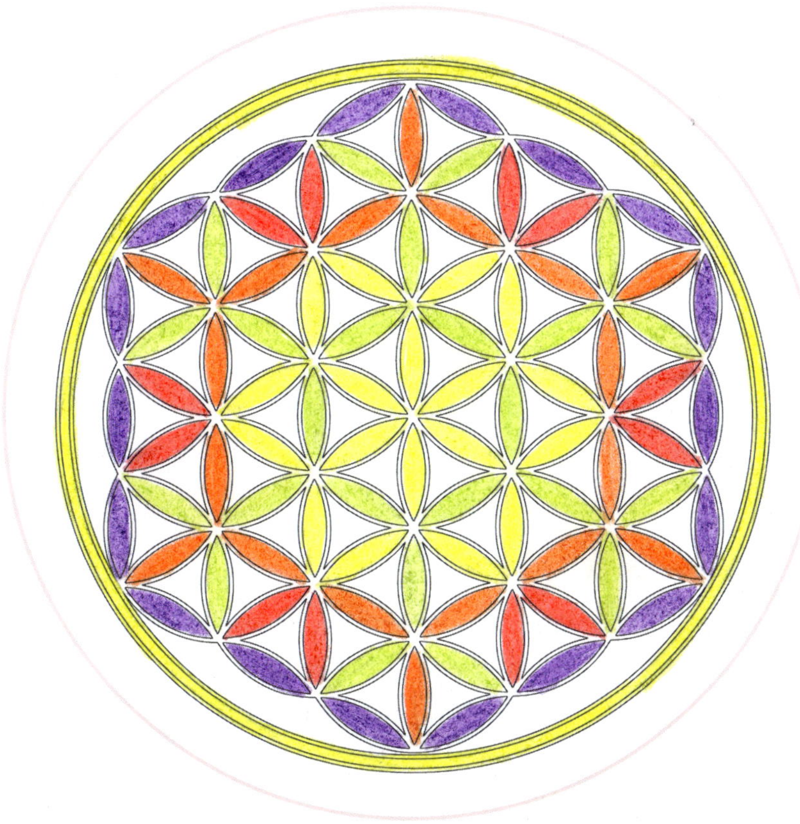

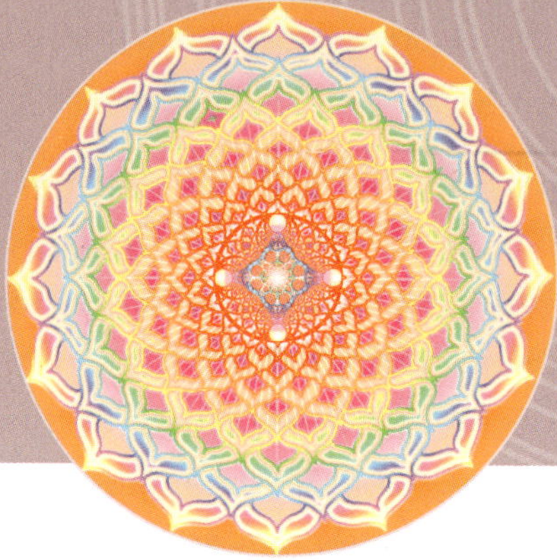

SCHATZSUCHE STATT FEHLERPROGRAMM

Was wir selbst tun können

Krankheiten und Schmerzen gehören zu den unangenehmsten Erfahrungen unseres Lebens. Und geht es gar um Leben oder Tod, erschüttert eine Krankheit alle Lebensbereiche. Hilflos hören wir dann Spezialisten zu, deren Fachjargon wir nicht verstehen, und deren Vorschläge wir nur schwer überprüfen können. Schnell gerät man dabei in einen Teufelskreislauf aus Angst, Überforderung, Stress, lähmender Verzweiflung oder blindem Aktionismus. Allesamt wenig förderliche Zustände, um kluge Entscheidungen zu treffen. Und kein Klima, in dem unsere Selbstheilungskräfte sich optimal entfalten können.

Unsere bislang fast ausschließlich körperorientierte Medizin nimmt nur zögernd zur Kenntnis, dass ein Körper keine zur Reparatur abgegebene Maschine, sondern ein denkendes, fühlendes, mehrdimensionales Wesen ist, dessen Psyche und Geist untrennbar in den Gesundheitsprozess eingebunden sind.

Niemand ist entweder vollkommen krank oder gesund – wir befinden uns alle immerzu in einem Prozess zwischen diesen beiden Polen. Bei jedem

Menschen lassen sich auf unterschiedlichen Ebenen gesunde und kranke Aspekte feststellen. Selbst Todkranke besitzen gesunde Elemente, die gut funktionieren.

Was Menschen hilft, ihre körperliche und seelische Gesundheit auch unter schweren Bedingungen zu bewahren, fassen Forscher mit dem Wort »Salutogenese« (salus = Gesundheit/Wohlbefinden + genesis = Ursprung/Entstehung) zusammen.

Ihre beste Nachricht lautet: *Salutogenetische Kräfte stecken in jedem von uns*. Wir müssen sie nur freisetzen. Was automatisch zu der Frage führt: *Und was kann ich selbst tun?*

Befragt man Menschen, die selten krank werden oder schlimme Erfahrungen gut überwinden, kristallisieren sich folgende Eigenschaften heraus:

- Sie empfinden ihre Welt als geordnet, stimmig und verständlich. Sie trauen sich zu, die anstehenden Probleme und Belastungen zu verstehen und zu meistern. Allein die Fähigkeit, größere Zusammenhänge zu erkennen, um sich bewusst für oder gegen etwas zu entscheiden, vermittelt Kraft und Selbstvertrauen.
- An Salutogenese orientierte Menschen sehen Herausforderungen als Aufgaben an, die sie lösen können, weil sie über genügend Erfahrungen und Fähigkeiten verfügen, um die Lösungswege für aktuelle Probleme selbstbestimmt mitzugestalten. Jede Entscheidung, jeder noch so kleine Schritt, der sich richtig anfühlt, befreit Menschen aus ihrer hilflosen Starre.
- Sie glauben an einen höheren Sinn ihres Lebens und ihrer Erfahrungen. Eingebunden in diesen übergeordneten Sinn finden sie Halt und Richtung für ihr weiteres Tun. Und wenn etwas Sinn ergibt und ein stimmiges Gefühl erzeugt, steigt die Lebensqualität deutlich.

☀ Verständnisvolle Freunde, eine stabile Familie, ein liebevoller Partner, lebhafte Kinder oder verständnisvolle Kollegen sind für das Herdentier Mensch von existenzieller Bedeutung. Selbst Einsiedler brauchen hin und wieder soziale Beziehungen, um zu überleben. Gerade in Krisenzeiten sind fürsorgliche und verständnisvolle Menschen ein Segen. Daher zeichnet Gesundheitsbewusste aus, dass sie ihre Beziehungen pflegen und sich auch in Krisenzeiten nicht aus Scham oder Angst zurückziehen. Aber sie beenden Beziehungen, die zur Belastung werden, freundlich und entschieden.

☀ Sie achten auf regelmäßige körperliche Bewegung. Diese stärkt und heilt nicht nur den Körper, sondern nährt unsere Seele, insbesondere wenn wir uns in der Natur bewegen. Mutter Natur tröstet, weil wir uns bewusst und unbewusst als Teil ihres ewigen Kreislaufs erleben, ewig wandelnd und in neuer Form wiederkehrend. Darüber hinaus versorgen uns Bäume und andere Pflanzen nicht nur mit gesunder Luft, betörenden Düften und Schönheit, sondern auch mit heilenden Botenstoffen auf molekularer Ebene.

☀ Gesunde Menschen achten auf eine ausgewogene Ernährung und wissen, welche Lebensmittel und Getränke ihnen guttun, weil sie in ihren Körper hineinspüren und seine Hinweise befolgen. Menschen mit guter Gesundheit sorgen für Muße und Auszeiten. Sie nehmen sich selbst wichtig und achten auf ihre Bedürfnisse. Sie schlafen genug und sorgen für einen angenehmen Wechsel zwischen Ruhe und Anregungen. Und sie muten sich nicht zu, perfekt sein zu wollen!

☀ Selbstliebe – in guten wie in schlechten Zeiten – setzt den Selbstheilungskräften die Krone auf. Wer sich auch dann noch selbst liebt, wenn grässliche Gefühle und Gedanken vorherrschen oder der Körper beeinträchtigt ist, schafft beste Voraussetzungen für ein gesundes und erfüllendes Leben. Nicht nur für sich selbst.

Oder um es in einem Satz auf den Punkt zu bringen:

Gesunde Menschen gehen auf Schatzsuche,
anstatt nach Fehlern zu graben.

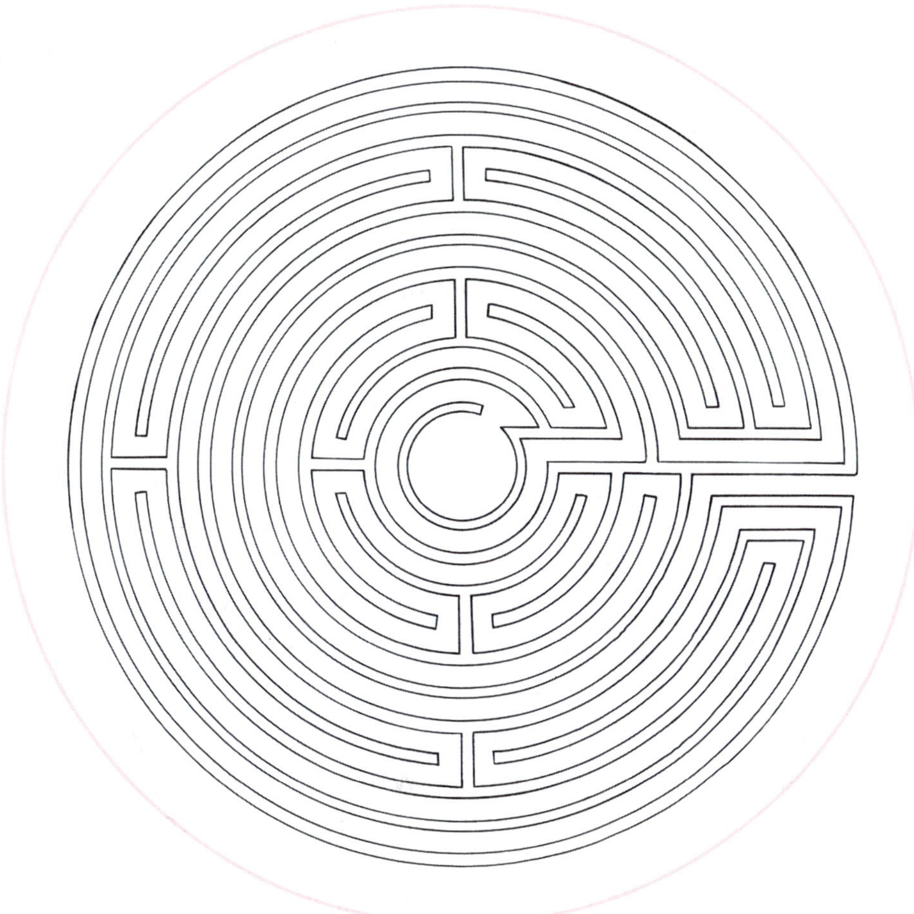

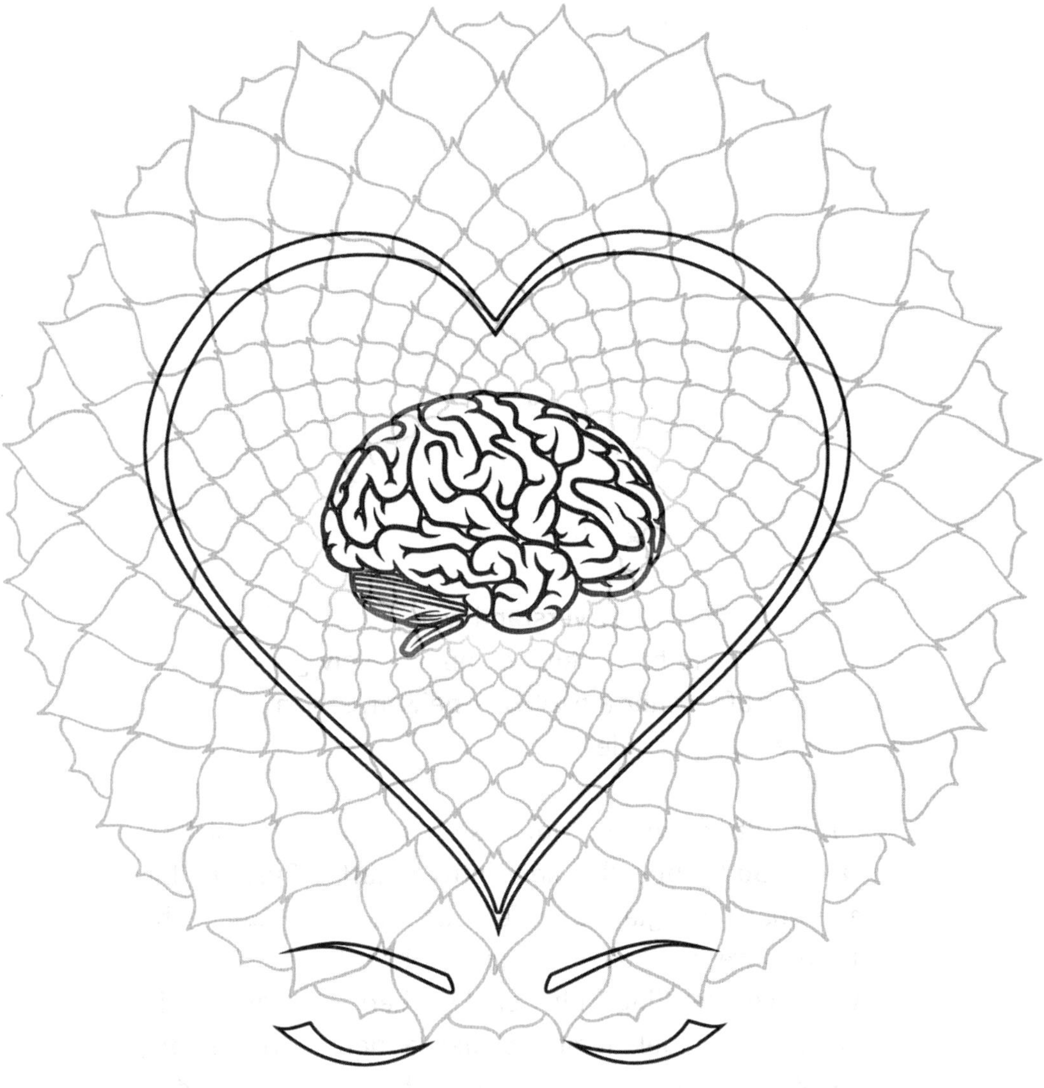

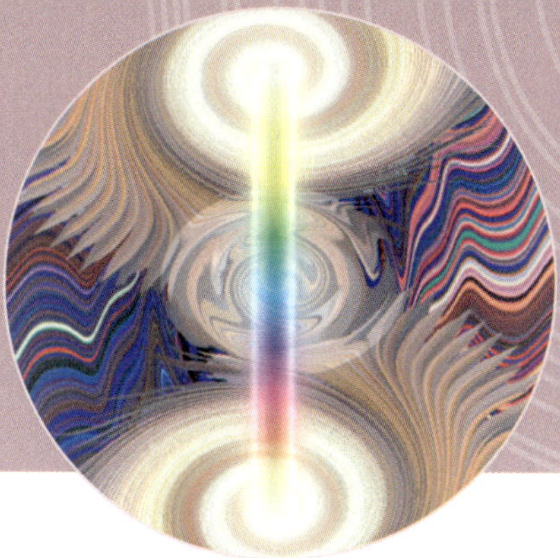

GEDANKEN STEUERN KÖRPERREAKTIONEN

Wie sehr unsere Gedanken und Gefühle unseren Körper beeinflussen, weiß jeder, der im Kino schon einmal geheult oder sich vor Grauen die Augen zugehalten hat. Unser Verstand weiß, es ist nur ein Film – trotzdem reagieren wir. Sie brauchen sich nur intensiv genug vorzustellen, wie Sie in eine aufgeschnitten Zitrone beißen, schon verzieht sich Ihr Gesicht, und der Speichel fließt.

Inzwischen bestätigen viele Studien auch weniger offensichtliche Zusammenhänge. So treibt selbst koffeinfreier Kaffee Puls und Blutdruck in die Höhe, sobald man glaubt, Koffein zu trinken. Eine durch oberflächliche Schnitte vorgetäuschte Operation am Knie kann dieselbe positive Wirkung wie ein echter Eingriff haben. Ein Allergiker, der sich sicher ist, Allergene einzuatmen, bekommt auch bei sauberer Luft Atemprobleme. Und wer an Voodoo glaubt, den kann die bloße Angst vor dem Fluch böser Geister töten.

Wenn Sie dagegen zu den Menschen gehören, die fest an ihre Genesung glauben, bilden Sie nachweislich mehr Immunzellen und kurbeln damit Ihren Stoffwechsel an. Der Blutdruck sinkt, das Herz schlägt langsamer, und Schmerzen werden weniger. Statt Stresshormone produziert Ihr Körper Botenstoffe, die Ihre körpereigene Abwehr hochfahren.

Wie Sie die eigenen Selbstheilungskräfte am besten aktivieren, hängt von Ihren Vorlieben und Leidenschaften ab. Alles, was Sie begeistert, beruhigt und Ihnen guttut, stärkt Ihre Immunkräfte. Selbstheilung ist ein sehr persönlicher Weg aus vielen einzelnen Puzzleteilen, die sich allmählich zu einem größeren Bild zusammensetzen.

Wie Ihre Reise auch aussehen mag, wer und was Ihnen auf diesem Weg begegnet, welche Hindernisse sich auftürmen und welche Ressourcen Sie finden, um Ihr Ziel zu erreichen – es wird Ihre persönliche Heldenreise werden. Niemand anderer als Sie selbst kann entscheiden, ob Sie die medizinische Hauptstraße benutzen, einen alternativen Seitenweg einschlagen oder beide Wege sich kreuzen lassen. Wenn Sie einem Schamanen oder Heiler vertrauen, lassen Sie sich nicht von anderen Menschen verunsichern. Denn wer herausfindet, was ihn im Innersten berührt, setzt automatisch gesundheitsfördernde Kräfte frei.

Ganz gleich, wie ungewöhnlich die Methode ist, hören Sie neben der Stimme der Vernunft auch auf die leise Stimme Ihrer Intuition, und vertrauen Sie der Weisheit Ihres Körpers.

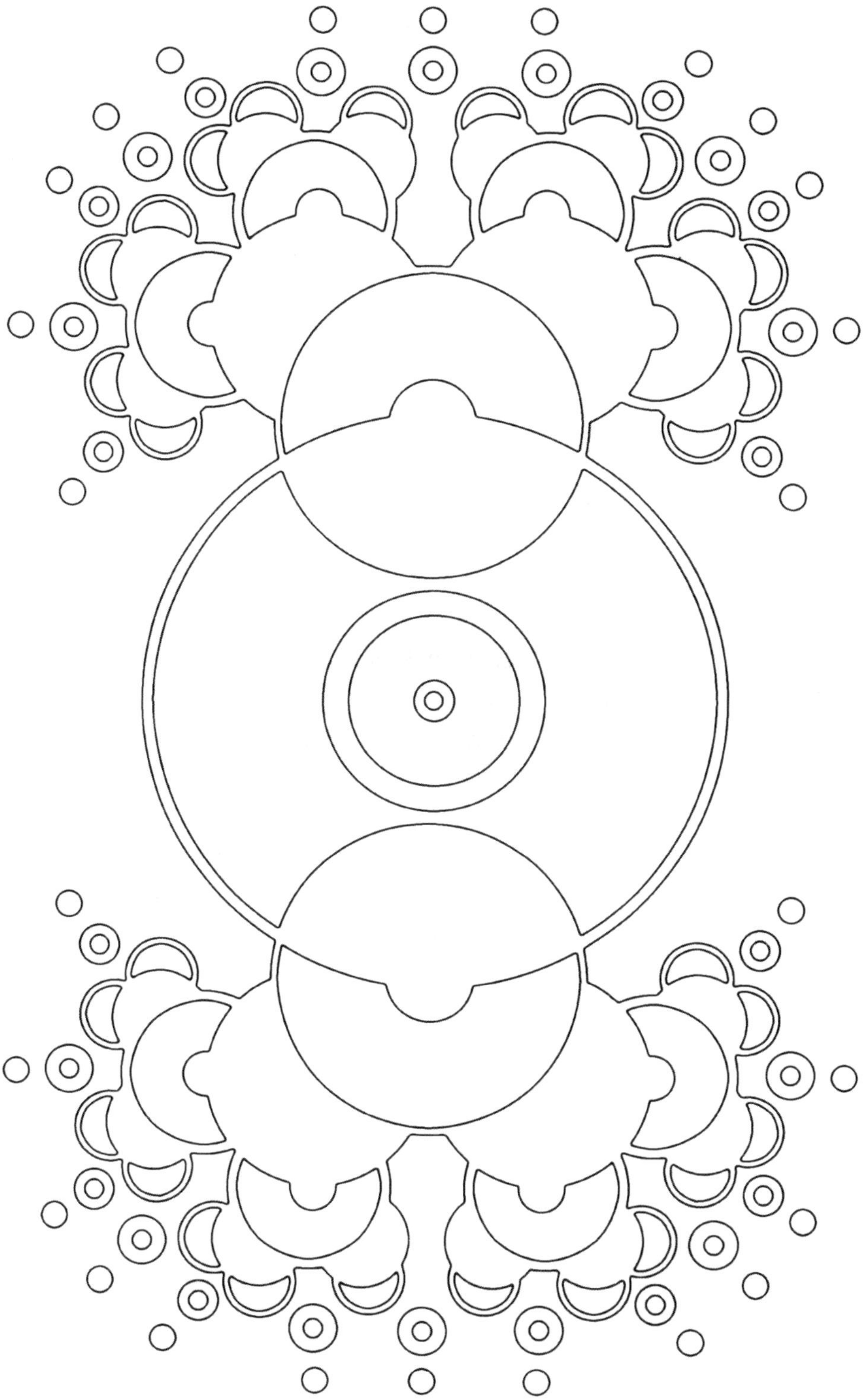

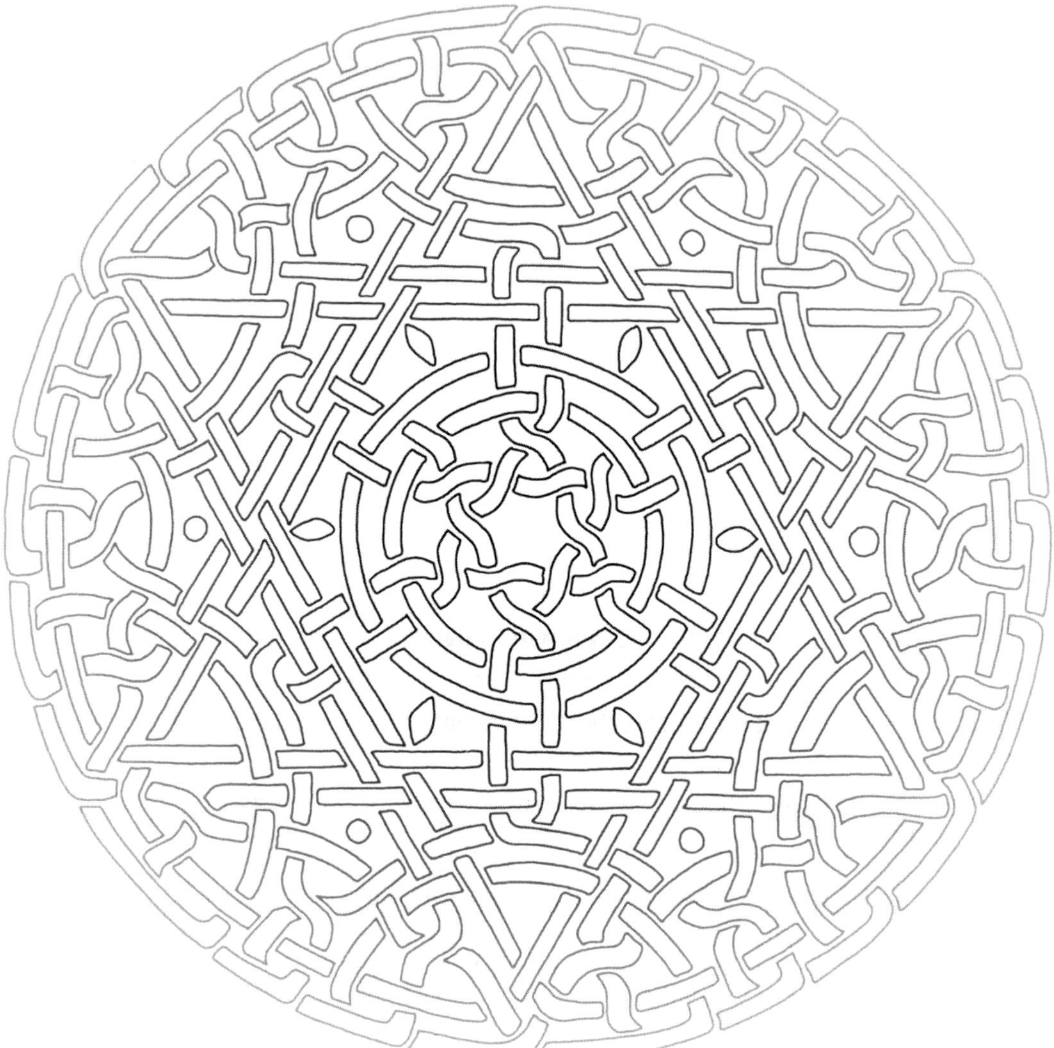

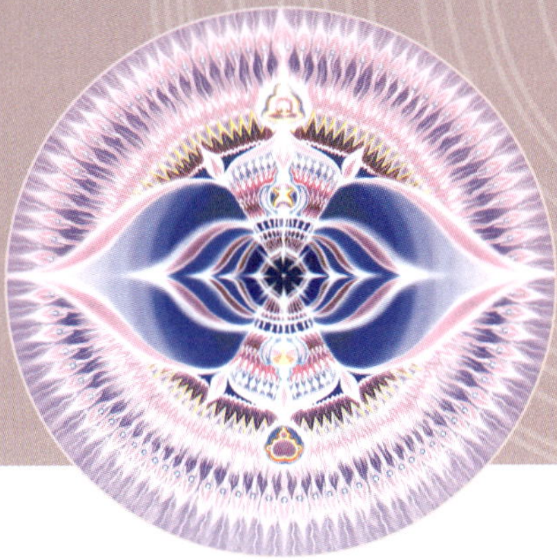

ES IST! ICH BIN!

Was glauben von wissen unterscheidet

Sehr vereinfacht dargestellt, kann man das menschliche In-der-Welt-Sein in zwei große Erfahrungswelten einteilen. Auf der einen Seite gibt es physikalische Gegebenheiten wie Schwerkraft, Elektromagnetismus und Materie in unterschiedlichster Form. Unsere Sonne und Erde sind winzige Teile eines gigantischen Universums, die uns mit überlebensnotwendiger Luft, mit Wasser und mit Nahrung versorgen. Erdbeben, Wirbelstürme und der Zyklus der Jahreszeiten sind weitere Gegebenheiten, ebenso die Tatsache, dass wir geboren werden und sterben. Auch Gesundheit und Krankheiten sind Gegebenheiten. Diese grundlegenden Gegebenheiten wirken sich auf alle Wesen aus; sie sind unabhängig von Zeit, Ort, Hautfarbe, Glaube und Kultur.

Auf der anderen Seite gibt es die von Menschen erschaffenen Interpretationen dieser grundlegenden Gegebenheiten. Im Laufe der Geschichte haben wir die unterschiedlichsten Göttinnen und Götter angebetet, an eine Erde als Scheibe geglaubt und in Gesellschaftsformen gelebt, die von sozial ausgerichteten matrilinearen Gemeinschaften über das Zeitalter der Eroberer wie Alexander dem Großen bis hin zu zeitgenössischen Gesellschaftsformen reichen. Alle Überzeugungen, Lebensformen, Gesetze und Rituale beruhen nicht auf Gegebenheiten, sondern sind Vorstellungen davon, wie man die gegebenen Tatsachen interpretiert und erklärt. Wir tun zwar so, als ob Moral, Handelsformen, Glaubenssysteme und Traditionen unabänderliche Gesetze wären. In Wirklichkeit sind es jedoch Mythen und Überzeugungen, die im Laufe vieler Generationen zu scheinbaren Wahrheiten geronnen sind. Sie gehören ins Feld der vererbten Informationen, oder besser Interpretationen, die man uns von Kind auf vermittelt. Sie prägen unsere Sicht auf die Welt, gelten aber nur für einzelne Kulturen, Gruppen und Menschen – und auch das nur punktuell und abhängig vom jeweiligen Zeitgeist und Glauben.

Wir alle wissen das, trotzdem halten wir unsere anerzogenen und einmal gewonnenen Überzeugungen gerne für eine unumstößliche Wahrheit. Und diese »Wahrheit« bestimmt dann, was wir für richtig oder falsch halten, was erlaubt oder verboten ist, und was wir für möglich oder unmöglich erachten. Bezogen auf unsere Gesundheit bestimmen erlernte Wahrheiten, ob wir an unsere Selbstheilungskräfte glauben oder unsere Heilungschancen an Ärzte oder das Schicksal abgeben.

Interpretationen, Anschauungen und Überzeugungen unterscheiden sich deutlich von Gegebenheiten, denn diese lassen sich nicht verändern. Ändern sich dagegen unsere Überzeugungen, beeinflusst das unsere Sichtweise und damit unsere Art und Weise, mit den unveränderbaren Gegebenheiten des Universums umzugehen.

Viele unserer Probleme scheinen unlösbar, weil wir Überzeugungen mit Gegebenheiten verwechseln. Menschen tun unablässig so, als seien ihre veränderbaren Überzeugungen unabänderliche Naturgesetze. Typische Anschauungen und Überzeugungen, die man gerne als unabänderliche Gegebenheiten deutet, lauten beispielsweise:

Gegen meine Krankheit bin ich machtlos.
Ich bin selbst schuld an meinem Schicksal.

Tatsächlich wahr und gegeben ist jedoch nur:

Es gibt Krankheiten.
Es gibt so etwas wie Schicksal.

Unsere Überzeugungen beruhen zum größten Teil nicht auf eigenen Erfahrungen, sondern auf kulturellen, erlernten Übereinkünften, die uns in eine Art gesellschaftliche Trance versetzen. Auch die Vorstellung, der Mensch sei eine intelligente Maschine, die gut ausgebildete Fachleute nur in ihre Einzelteile zerlegen, verstehen und reparieren müssen, damit sie wieder funktioniert, ist eine gesellschaftliche Hypothese, die ausblendet, was nicht in das gängige Weltbild passt.

Mittlerweile besinnen wir uns wieder auf das fein gesponnene Netzwerk aus Körper, Geist und Seele und begreifen uns wieder verstärkt als Mitgestalter unserer körperlichen und seelischen Gesundheit. Was wir glauben, worauf wir unsere Aufmerksamkeit richten, wie wir Ereignisse interpretieren und bewerten, ob wir kämpfen oder resignieren, das große Ganze in den Blick nehmen oder ein Detail betrachten, ob wir uns in hellen oder dunklen Farben sehen, gesund oder krank, verzweifelt oder versöhnt – all dies hat Auswirkungen auf unsere Befindlichkeit, seien diese körperlicher, seelischer oder geistiger Natur.

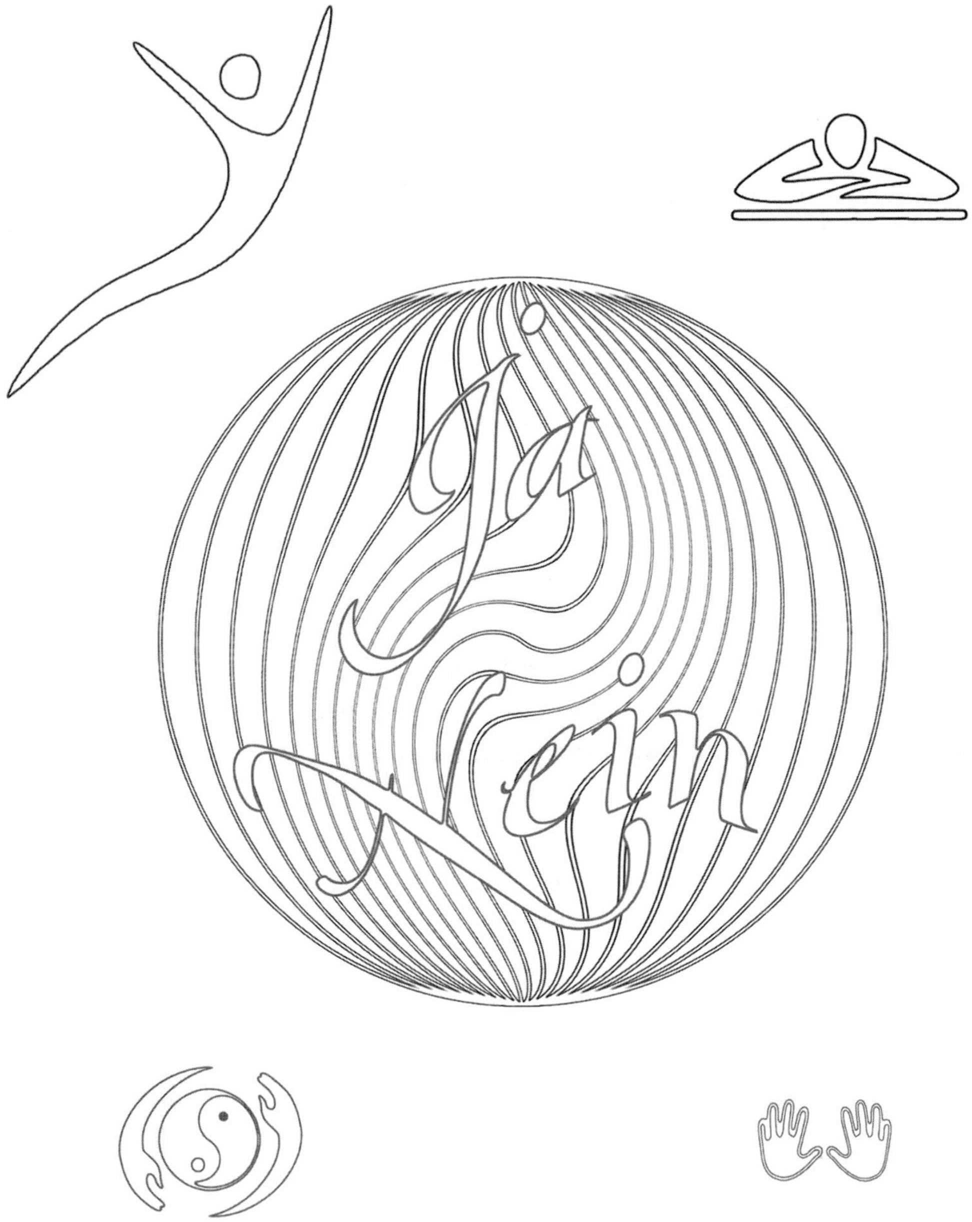
Ja
Nein

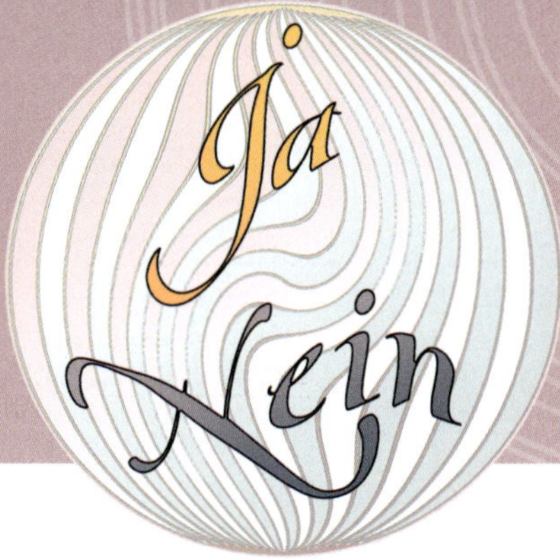

WAS JA! VON NEIN! UNTERSCHEIDET

»Psychohygiene« ist ein weiteres schönes Wort aus der Psychoneuroimmunologie. Es bedeutet, mit selbstschädigenden Gedanken wie mit Alltagsschmutz umzugehen. So, wie wir uns Viren und Bakterien von den Händen waschen, unseren Müll entsorgen und die Wohnung putzen, sorgt Psychohygiene dafür, dass der innere Unrat nicht überhandnimmt.

Übertriebene Fokussierung auf Probleme und Ängste begünstigt im Organismus einen Zustand von Dauerstress mit all den damit einhergehenden Ausschüttungen von unguten Botenstoffen und negativen Körperreaktionen.

In einem Klima zuversichtlicher Gedanken, mit liebevoller Zuwendung an das betroffene Organ sowie einem Gefühl unbeirrter Hoffnung erschaffen Sie dagegen ein energetisches Feld, in dem Ihr Immunsystem am effektivsten arbeiten und die zarte Pflanze der Heilung am besten gedeihen kann. Leichter gesagt als getan, werden Sie jetzt denken. Doch Ihr Leben bietet ein großes Experimentierfeld, um zu erfahren, wie sehr Ihre innere Haltung Ihren Körperzustand beeinflusst. Dazu eine kleine Übung:

Denken Sie an Ihre Schmerzen oder an Ihre Krankheit, und nehmen Sie eine innere Haltung von *Nein! Nein! Nein!* ein. Formulieren Sie Sätze wie folgende:

Das darf doch nicht wahr sein!
Ich will das nicht!
Was soll jetzt bloß werden?
Muss ich leiden oder sogar sterben?
Oh Gott. Ich will das nicht! Nein! Nein!
Warum gerade ich?
Was habe ich nur falsch gemacht?
Ich bin selbst schuld, weil …

Je lebhafter Sie sich in die Situation einfühlen, desto deutlicher werden Sie spüren, wie sich Ihre Muskeln von Satz zu Satz mehr verspannen. Vielleicht haben Sie die Stirn gerunzelt oder eine mehr oder weniger starke Kampfhaltung eingenommen. Möglicherweise sind Sie aber auch hilflos in sich zusammengesunken. Die meisten Menschen nehmen mit dieser inneren Haltung nur noch ihre Krankheit wahr. Als wäre sie das Einzige, das in ihrem Leben noch zählt.

Distanzieren Sie sich jetzt ganz bewusst von der *Nein!*-Haltung. Bewegen Sie den Kopf, sehen Sie sich in Ihrer Umgebung um, rekeln Sie sich. Kommen Sie ganz im Hier und Jetzt an. Atmen Sie einige Male tief ein und wieder aus, und nähern Sie sich anschließend Ihrer Krankheit mit einem *Ja!*

Ja, in mir hat sich eine Krankheit eingenistet, was noch lange nicht heißt, dass sie bleiben wird.
Ich kann darin (noch) keinen Sinn erkennen, aber ich werde ihn finden.
Ja, manchmal fühle ich mich hilflos.

Ja, es ist lästig und schmerzt, aber ich nehme die
Herausforderung an und wachse an ihr.
Ich kann vieles tun, um meine Lebensqualität zu verbessern.
Ich lasse die Krankheit mein Ratgeber sein.
Ja, im Moment ist mein Körper krank, aber ich bin nicht die Krankheit.

Wie fühlt sich das *Ja!* im Gegensatz zum *Nein!* an? Nehmen Sie einen Unterschied in Ihren Körperreaktionen wahr? Vielleicht haben Sie aufgeatmet, oder Sie spürten ein Gefühl von Zuversicht in sich aufkeimen. Ein tiefes inneres *Ja!* öffnet Geist und Seele, und richtet Sie auf Möglichkeiten aus, die noch unentdeckt in Ihnen schlummern. Allein unsere innere Haltung verändert den Umgang mit den Dingen und verleiht uns Kraft – oder schickt uns in ein Labyrinth destruktiver Gedanken.

Gebieten Sie dieser Art von Gedanken Einhalt, ohne Ihre Ängste und Sorgen zu verdrängen. Bewegen Sie sich in der Natur, suchen Sie Zerstreuung und Ablenkung bei zuversichtlich gestimmten Freunden, hören Sie Musik, und nehmen Sie sich Zeit für Hobbys. Jeder findet Möglichkeiten, durch die trübe Gedanken in den Hintergrund rücken und von heilsamen Gefühlen ausgeglichen werden. So, wie man einen Garten pflegen muss, wenn man sich an ihm erfreuen will, sollten Sie wuchernde Gedanken im Zaum halten und blühende Imaginationen pflegen. Ihr innerer Garten wird es Ihnen durch üppige Pracht danken.

Solange noch ein Funken Leben in Ihnen ist, gibt es allen Grund, hoffnungsvoll zu sein. Der größte Teil Ihrer Körperfunktionen ist nach wie vor in Ordnung. Erinnern Sie sich daran, und lenken Sie Ihren Geist entschlossen in eine Richtung, die hoffnungsfroh stimmt und stärkt.

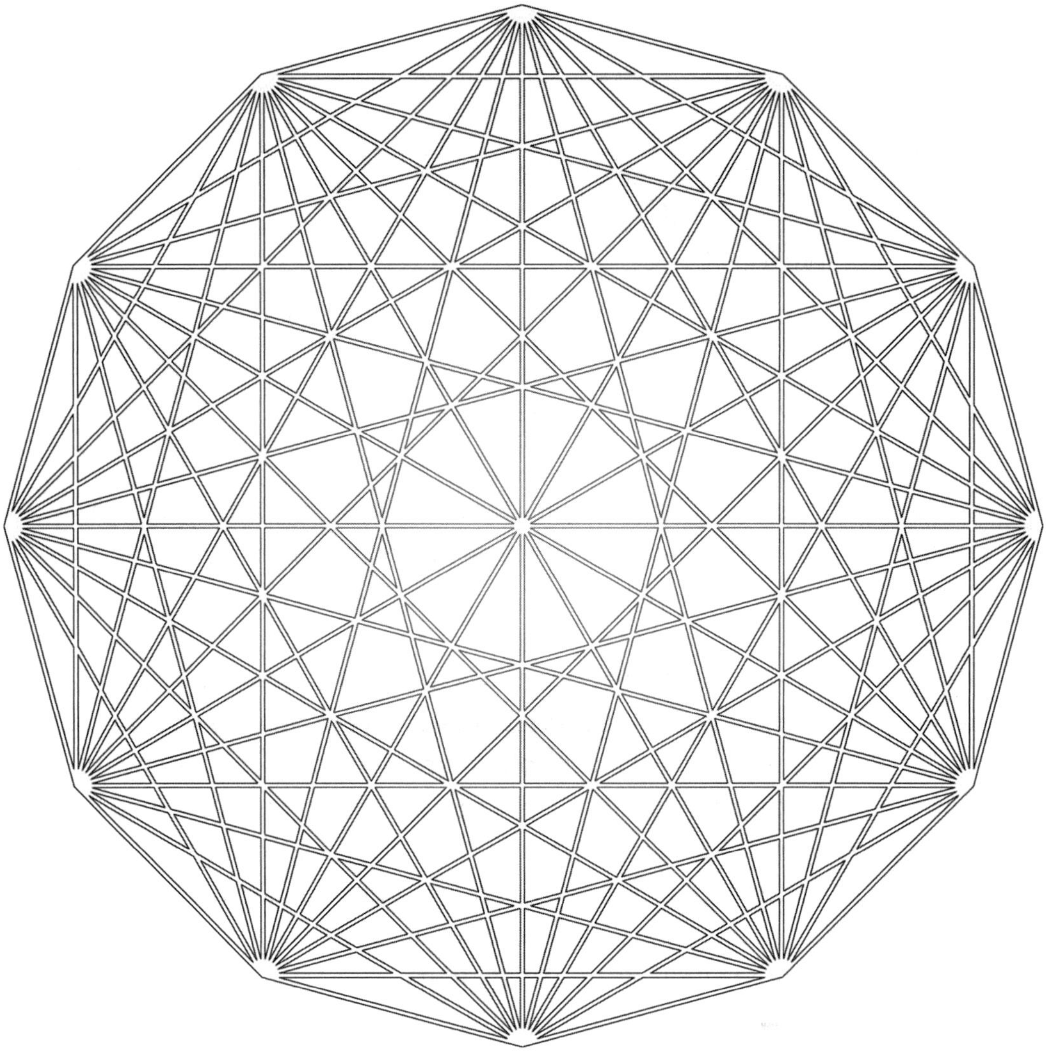

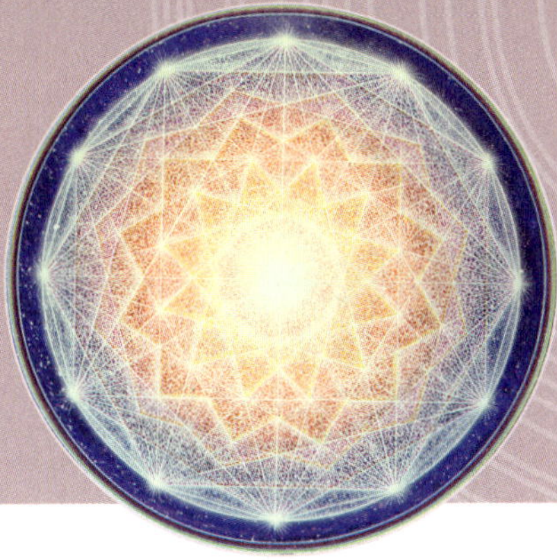

SEIN ODER SCHEIN

Ihr Körper ist ein sich selbst organisierendes System, das auf wunderbare Weise unzählige Einzelteile miteinander vernetzt, um das hervorzubringen, was Sie *Ich* nennen.

Wenn Sie sich Ihre Hand anschauen, wie sie sich bewegt, wie äußerst sensibel sie spürt, ob etwas rau oder seidig ist, dann sehen Sie zunächst ein Stück Materie, dass von Ihrem Willen gesteuert wird. Diese Hand ist verletzlich und blutet, wenn Sie sich schneiden. Zoomen wir per Elektronenmikroskop in tiefere Schichten, stellen wir fest, dass unter der Oberhaut verschiedene Unterhäute liegen, durchzogen von Muskeln, Nerven und Blutbahnen. Fein aufeinander abgestimmte Sehnen, Knochen und Gelenke machen unsere Hand beweglich und zu einem hocheffizienten Werkzeug. Im noch kleineren Bereich sehen wir Billionen von Zellen, jede einzelne vollgepackt mit gigantischen Informationsmengen.

Zoomen wir noch tiefer hinein, landen wir im Bereich der Moleküle, und weiter bei den winzigen Atomen und ihren positiv oder negativ aufgeladenen Elementarteilchen. Auf dieser Ebene besteht Ihre Hand nicht mehr aus fester Materie, sondern zwischen den Milliarden Atomkernen Ihrer Hand liegt weiter leerer Raum. Unfassbar viel leerer Raum. Jenseits der Protonen und Neutronen suchen Forscher nach noch kleineren

Bestandteilen, doch schon jetzt zeichnet sich ab, dass auch noch die allerkleinsten Bausteine aus einem hochenergetischen, nichtmateriellen Feld gespeist werden.

Allmählich beginnen wir mit unseren modernen Methoden zu verstehen, was Mystiker schon immer behaupten und Heiler seit Jahrtausenden anwenden. Jenseits der materiellen Gegebenheiten finden wir ein Feld, das wir nicht sehen, wohl aber staunend wahrnehmen können.

In diesem informierten Feld, Quantenvakuum, Raum der Wahrscheinlichkeiten oder wie auch immer man es bezeichnet, ist alles Materielle zunächst noch Idee oder undefinierte Energie. Ähnlich wie das Haus Ihrer Träume zunächst eine Vision ist und erst allmählich zu einem realen Haus aus Stein und Holz wird. Ohne Vorstellungskraft und die Arbeit vieler Handwerker bleiben die Steine, Holzbalken, Ziegel und Fenster Einzelposten im Baumarkt. Erst die Idee setzt in Gang, was den einzelnen Teilen Sinn und Zweck gibt und ein Haus entstehen lässt. Ist das Haus fertig und ziehen Sie ein, wird es wiederum Ihre Vorstellungskraft sein, die dem Haus eine Seele verleiht und für eine harmonische Atmosphäre sorgt. Ihr Geist, Ihre Fantasie, Ihre innere Haltung und Ihre Gefühle sind es, die das innere und äußere Haus vollenden. Durch das Unsichtbare, die Ideen, Ihre Gefühle und Gedanken erhält das Leben Sinn und Wert. Die Materie, das Sichtbare, verleiht ihnen Form und Nutzen.

Oder um es mit den Worten des östlichen Weisen Laotse zu sagen:

Ein Haus baut man
aus Mauern,
durchbrochen von Türen
und Fenstern.
Doch erst die Leere
macht das Haus bewohnbar.

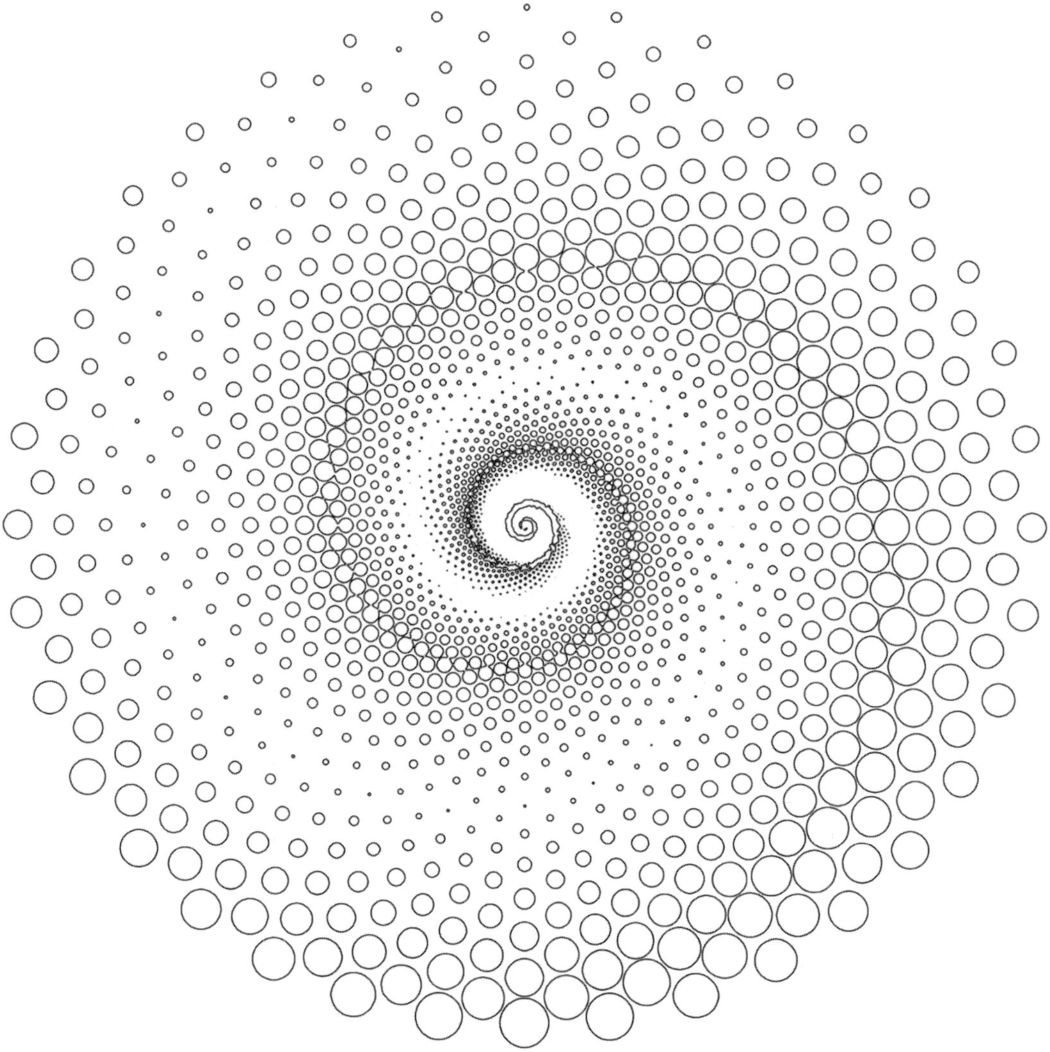

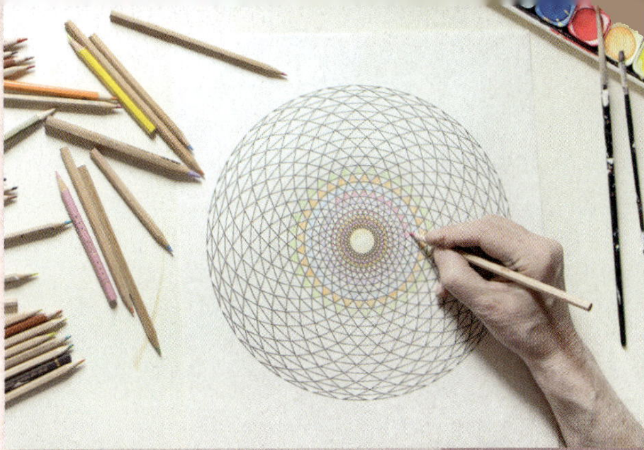
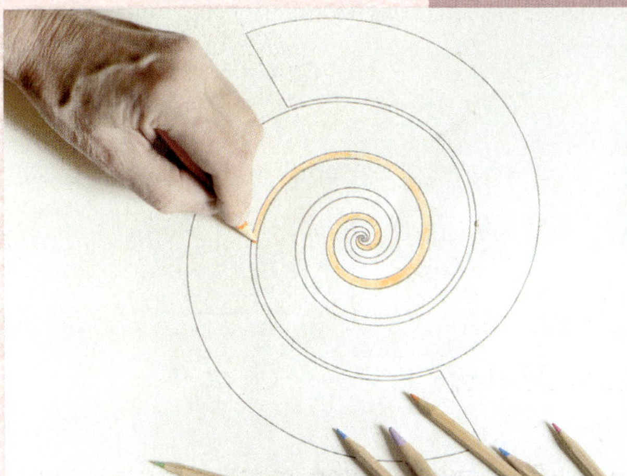
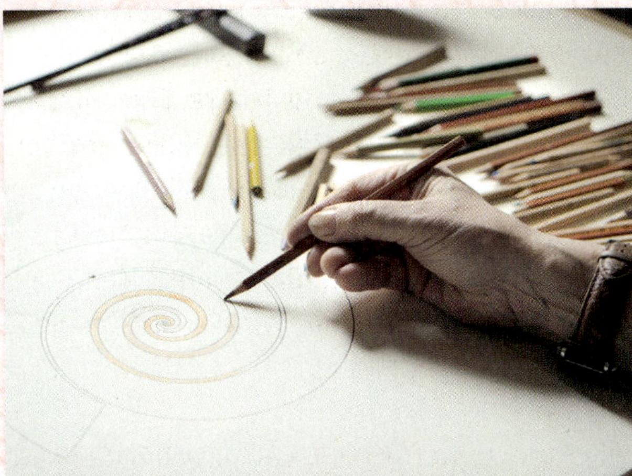
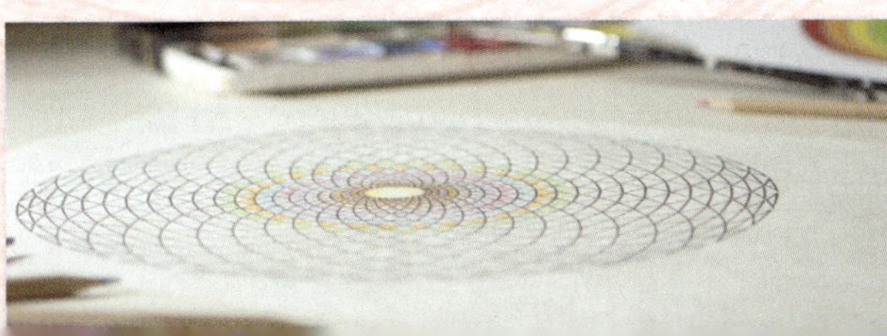

PRAKTISCHE ARBEIT MIT MANDALAS

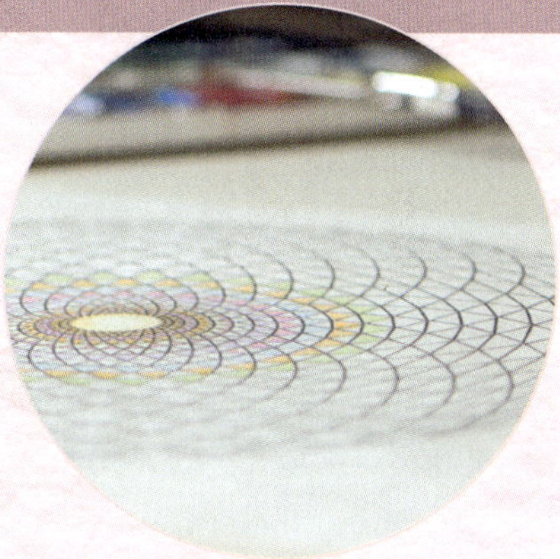

MANDALA-MEDITATIONEN

Tipps zum heilsamen Malen

Um die Mandalas in diesem Buch auszumalen, muss man keine maltechnischen Vorkenntnisse haben. Es ist nicht einmal wichtig, ein »schönes Bild« zu malen. Es ist auch kein kindisches, unkreatives Ausmalen, sondern ein erprobtes Mittel, um Gedanken und innere Erkenntnisse zu vertiefen. Während des Malens haben Sie Zeit und Muße, Ihr inneres Erleben, Ihre Inspirationen und Ziele in den Mandalas mit Energie aufzuladen und als fertiges Bild zu bewahren. Der Fokus der Aufmerksamkeit liegt auf den inneren Bildern und Gefühlen, die während der Meditationen aufsteigen und sich später beim Malen von Farbenstimmungen, Symbolen, Sätzen oder Worten manifestieren.

Unsere Augen haben die Eigenschaft, sich unwillkürlich auf einen vorgegebenen Mittelpunkt zu zentrieren. Sobald jedoch unsere Aufmerksamkeit längere Zeit auf einen bestimmten Punkt gerichtet ist, driften wir in einen tranceartigen Zustand, in dem wir leicht Zwiesprache mit

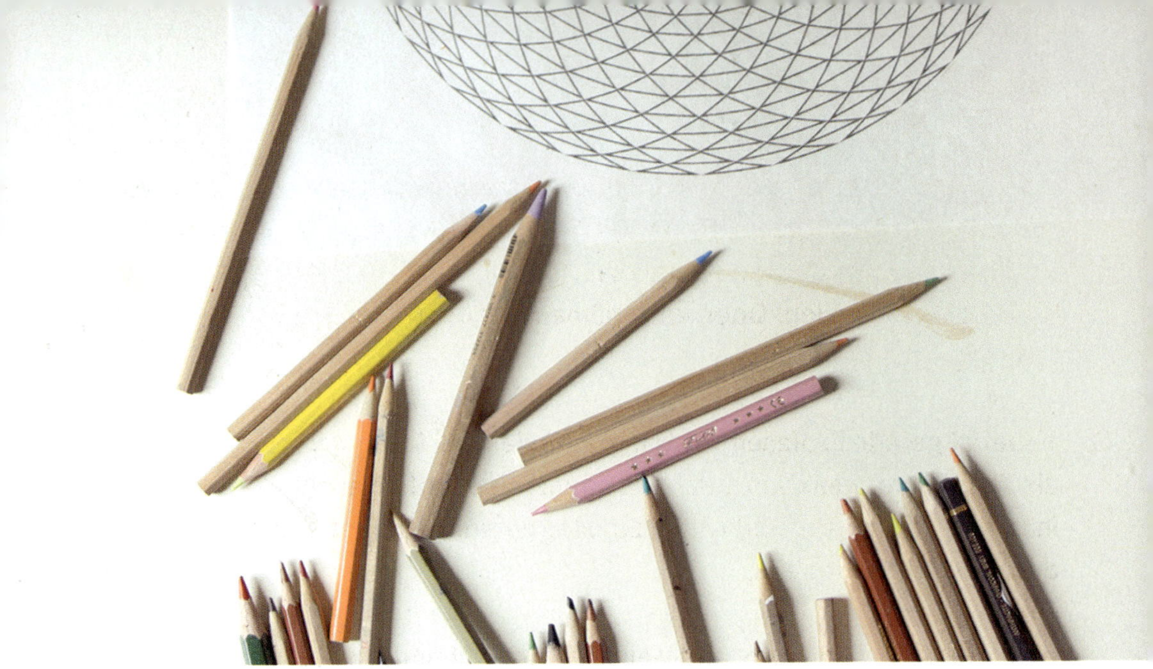

den Kräften in uns halten können, denen wir im Alltag viel zu wenig Aufmerksamkeit schenken. Durch das Betrachten eines Mandalas fällt es uns besonders leicht, einen solchen Zustand zu erreichen.

Die wunderbarsten und heilsamsten Mandala-Werke entstehen, wenn sie unmittelbar ausdrücken, was Sie gerade bewegt: Vielleicht malen Sie Ihre momentane Stimmung in hellen oder dunklen Farben. Oder in harten wütenden Schraffuren. Denn auch dafür ist in diesen Mandalas Platz.

Ähnlich wie Stress rufen dauerhaft unterdrückte Gefühle eine ganze Reihe von psychosomatischen Symptomen hervor. Wenn Sie beim Malen merken, dass Ihr eben noch sanfter Strich kantiger wird und sich hart in das Papier eingräbt, lassen Sie dem Impuls freien Lauf. Malen Sie Ihre Wut heraus, auch über den äußeren Kreis hinaus.

Erlauben Sie sich Ihre Gefühle! Wut, Angst und Traurigkeit gehören wie Freude und Liebe zur elementaren Grundausstattung unserer inneren Seelenlandschaft. Damit sich unterdrückte Gefühle nicht gesundheitsschädigend auswirken, brauchen sie hin und wieder ein Ventil. Vor allem aber brauchen sie wohlwollende Aufmerksamkeit und unsere Bereitschaft, ihren Botschaften zu lauschen. Oft scheuen wir davor zurück, Gefühle wie Zorn, Angst und Trauer zu zeigen, weil wir andere Menschen nicht belasten wollen. Oder wir schämen uns und versuchen, sie zu verdrängen.

Dabei ist gerade in diesen verdrängten Teilen viel Energie gebunden. Sie als Teil unserer Reaktion auf die momentane Situation anzunehmen und in unsere Gesamtpersönlichkeit zu integrieren, entpuppt sich als große dynamische Kraftquelle.

Denn wer seinen Schatten und sein Licht wahrnimmt, sieht sich von zwei Seiten und findet zur Mitte. Vertrauen Sie der Weisheit Ihrer Selbstheilungskräfte und Ihrem inneren Arzt. Sie wissen genau, was Ihnen guttut und Sie Schritt für Schritt heilt.

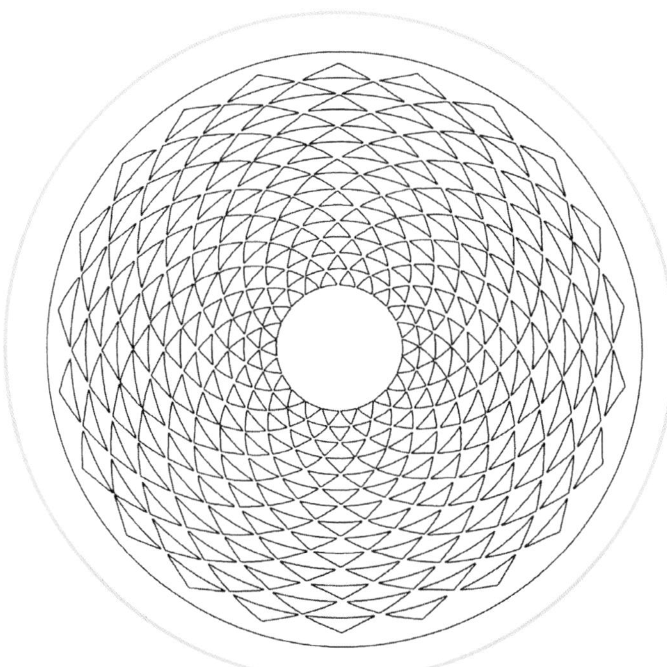

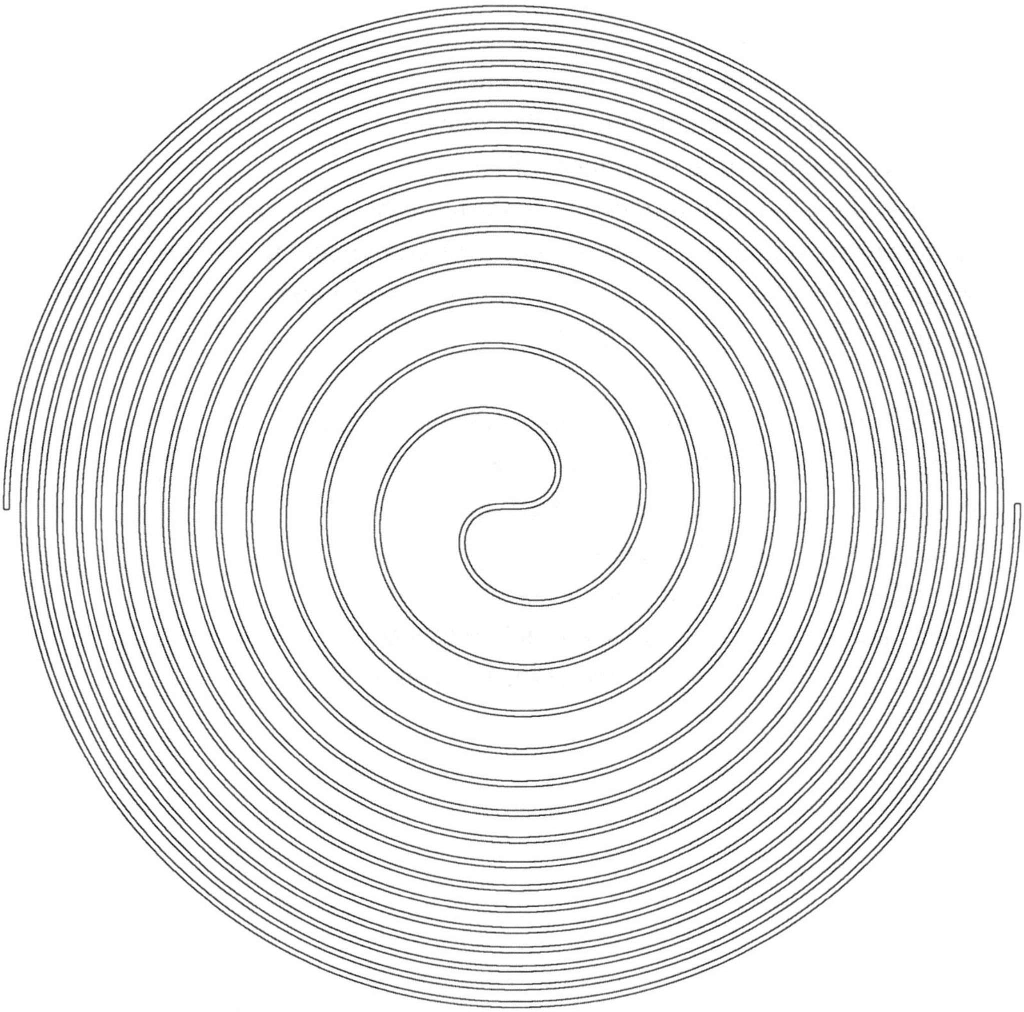

MALEN IM FLOW

Wenn Sie Raum und Zeit vergessen und das Gefühl haben, »es« malt sich wie von selbst, sind Sie im Flow – selbstvergessen und ganz bei sich. Ihre Gehirnwellenfrequenzen, die im wachen Normalzustand im Beta-Bereich schwingen und eher nach außen gerichtet sind, wechseln in den Theta-Wellen-Bereich. In diesem Zustand steht Ihnen Ihr normales Tagesbewusstsein mit Ihren Fähigkeiten zur analytischen, kritischen und freien Entscheidung ebenso zur Verfügung wie die nahezu unbegrenzten Möglichkeiten der Geistigen Welt.

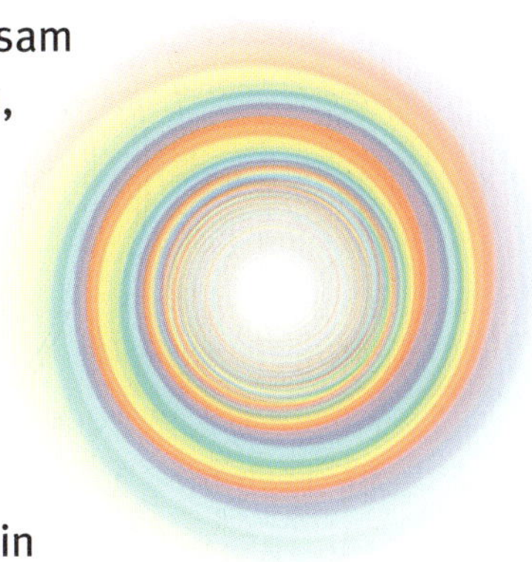

Im Flow gemalte Mandalas wirken wie ein »Sesam öffne dich«. Vielleicht entdecken Sie Kraftquellen, an die Sie vorher nie gedacht haben. Möglicherweise lösen sich aufgestaute Energien in einem tiefen Seufzer, in ein paar Tränen oder einem seligen Lächeln. Akzeptieren Sie einfach, was sich zeigt, ohne es voreilig zu bewerten. Vertrauen Sie den natürlichen Heilkräften in sich. Sie werden genau das und genau so viel in Ihr Bewusstsein fließen lassen, wie es zum jeweiligen Zeitpunkt richtig ist. Ähnlich wie Träume tragen auch Farben, Formen und Figuren Botschaften in sich, die ausgleichend und harmonisierend auf unsere Seele wirken. Für unseren logischen Verstand mögen sie rätselhaft bleiben, und doch wirken sie ausgleichend und ordnend.

Auch wenn Sie ein Mandala zu Ende gemalt haben, es zur Seite legen oder an die Wand hängen, wird es in aller Stille weiter wirken. Jeder Blick darauf wird Sie an das erinnern, was im Moment des Lesens begonnen und sich beim Malen vertieft hat. Es wird Sie daran erinnern, was noch zu entfalten ist und was es zu genießen gilt – und zwar dort, wo Ihr tatsächliches Übungsfeld liegt: im täglichen Leben.

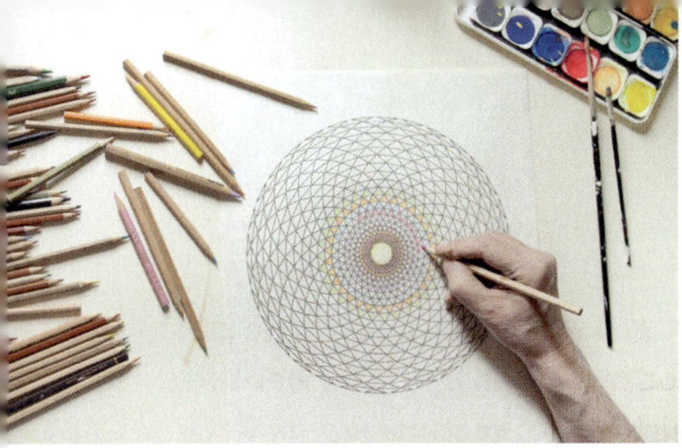

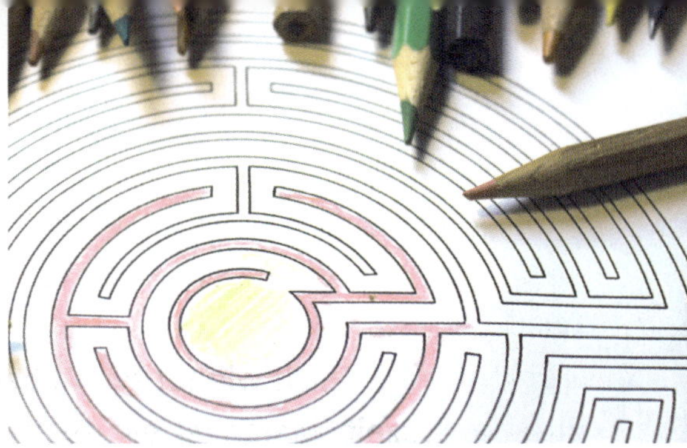

BUNTSTIFTE, FILZSTIFTE ODER FINELINER ...?

Für die im Buch abgebildeten Motive eignen sich Bunt- und Filzstifte sowie Fineliner am besten. Die Anschaffung von hochwertigen, nicht zu weichen Buntstiften lohnt sich allein der Leuchtkraft wegen; aber auch, weil damit selbst Ungeübten zart ineinander verlaufende Farbübergänge gelingen.

Besorgen Sie sich ein gut sortiertes fertig zusammengestelltes Sortiment an Farben oder suchen Sie sich im Fachhandel Ihre ganz persönliche Farbpalette zusammen. Wichtig für die Malfreude ist zudem ein guter Spitzer. Am besten eignet sich ein Spitzer mit Kurbel – mit dem macht bereits das Anspitzen Spaß!

VON INNEN NACH AUSSEN – ODER VON AUSSEN NACH INNEN?

Ob Sie ein Mandala von seinem Mittelpunkt heraus zu malen beginnen oder von außen nach innen, bleibt Ihnen überlassen. Genauso gut können Sie irgendwo mittendrin starten oder mal hier, mal dort malen. Spüren Sie in sich hinein, wo Sie in diesem Mandala und für diesen Malprozess ansetzen wollen.

Betrachten Sie das Mandala-Malen als ein Ritual, wie es Schamanen und Heiler nutzen, um sich innerlich einzuschwingen. Im Idealfall nehmen Sie sich für jede einzelne der folgenden Meditationen ausreichend Zeit und Muße – ähnlich wie für ein Gebet oder eine Fürbitte. Für eine meditative Auszeit. Malen ist ein ausgezeichnetes selbsttherapeutisches Mittel, um mit den verborgenen Kräften und inneren Ressourcen zu kommunizieren.

Die geführten Meditationen nähern sich auf unterschiedliche Weise Ihren Selbstheilungskräften. Zu jeder Meditation finden Sie einige Mandalas, die sich darauf beziehen. Natürlich können Sie auch Ihre eigene Auswahl treffen oder sich einen leeren Kreis aufzeichnen und Ihre ganz eigene Version aufmalen. Im Anschluss an die Meditationen finden Sie weitere Mandalas, die Sie nach Belieben gestalten können.

Manchmal möchte man ein Mandala in verschiedenen Farbkombinationen malen oder mit dem gleichen Motiv einen zeitlichen Prozess illustrieren. Unter www.schirner.com/files/oc/Mandalas.pdf können Sie die in diesem Buch abgebildeten Mandalas kostenlos herunterladen und sich in unterschiedlichen Größen ausdrucken.

In der für alle Interessierten offenen Facebook-Gruppe »Heilung visualisieren–Holitzka« können Sie Ihre gemalten Mandalas zeigen und sich mit anderen Mitgliedern über Ihre Erlebnisse und Erfahrungen austauschen. Dort finden Sie auch Hörproben der Tanpura-Klänge und der gesprochenen Mediationen zu unseren CDs *Heilung visualisieren* (siehe S. 43/44), sowie animierte Mandala-Videos von Klaus Holitzka.

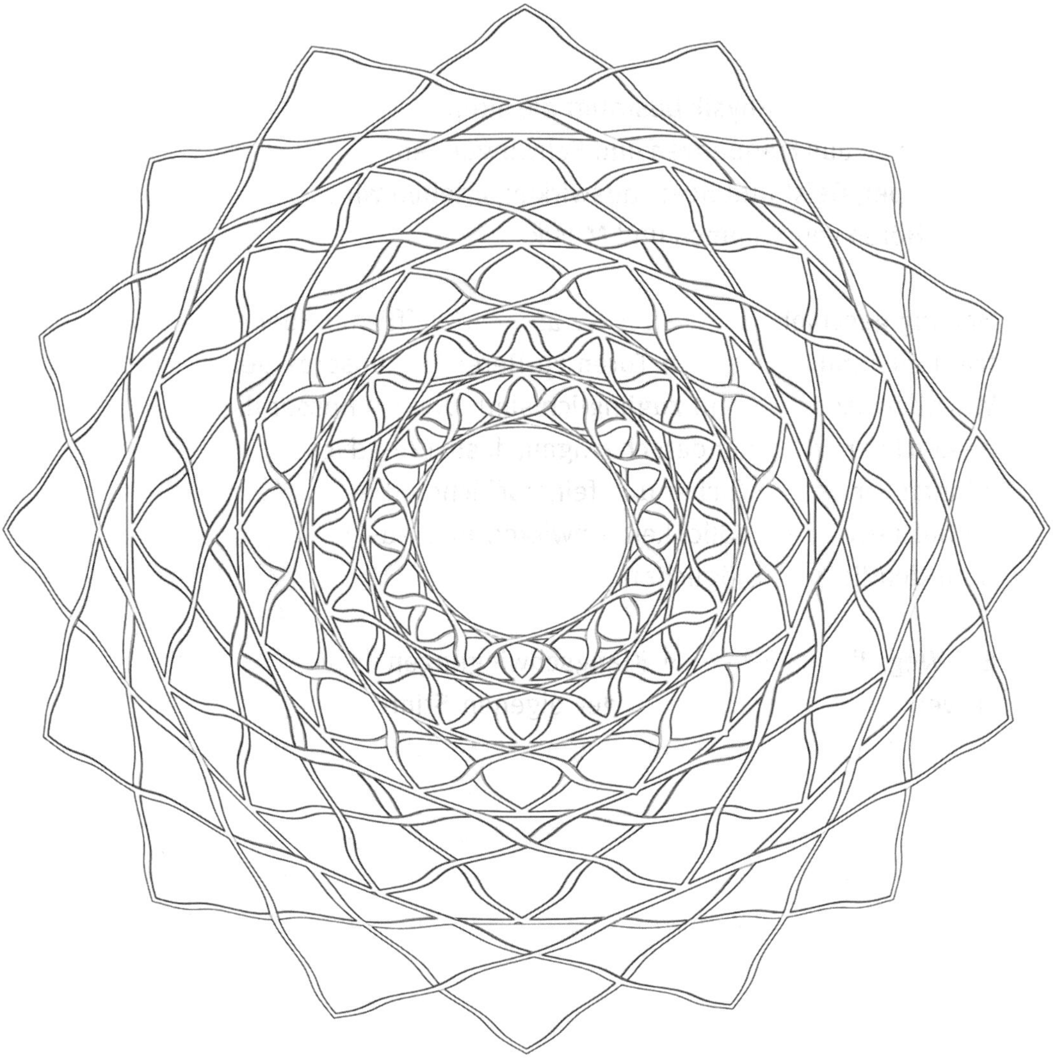

DIE WELT SCHWINGT

Nada Brahma, »die Welt ist Klang«, heißt es in den indischen Veden, und die moderne Physik bestätigt die alten Mystiker: Wir leben in einem Universum aus Frequenzen und Schwingungen. Wie sich Schwingungen auf Körper, Geist und Seele auswirken, erleben wir am eindrücklichsten beim Hören von Stimmen und Musik.

Heilung geschieht auf stofflicher und feinstofflicher Ebene. Im meditativen Zustand öffnen sich Türen zu Bereichen unseres Seins, die dem Wachbewusstsein nicht zugänglich sind. Doch je besser die beiden Ebenen ineinanderschwingen, desto effektiver können wir auf stofflicher und feinstofflicher Ebene auf unsere Befindlichkeit einwirken und Außerordentliches ermöglichen.

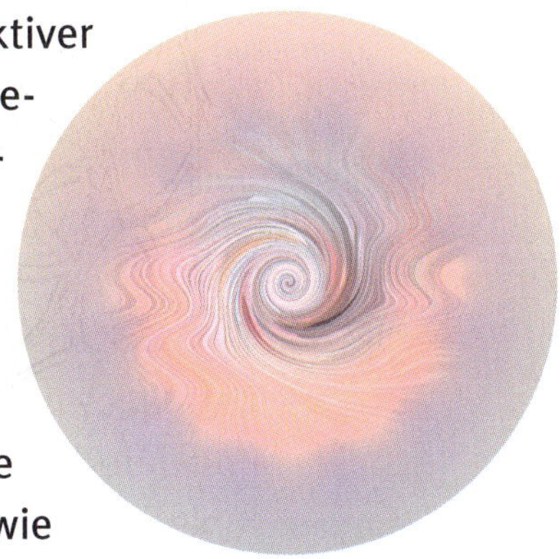

Ein Weg, Ihren Körper in Klangschwingungen zu versetzen, ist das Hören der eigenen Stimme beim Lesen der Meditationen. Eine andere Möglichkeit stellen die Klänge der Tanpura dar, wie Sie sie auf unserer CD »Heilung visualisieren – Trance-Klänge«[1] hören. Eine Tanpura ist ein sitarähnliches Instrument, das den Sitarspieler als eine Art Grundlage begleitet. Lassen Sie die Klänge leise – fast unhörbar – während des Lesens ablaufen. Die monotonen Schwingungen der traditionell auf weiblich und männlich gestimmten Tanpuras versetzen den ganzen Raum und Sie selbst in einen harmonischen heilsamen Schwingungszustand. Erwarten Sie keine Melodie, keine Naturgeräusche wie Wasserplätschern oder Vogelgesang – es erwartet Sie vielmehr ein schwingender Teppich, der Ihre innere Einkehr vertiefen wird.

1 Holitzka, Marlies und Klaus: *Heilung visualisieren – Trance-Klänge*, Schirner Verlag 2017.

Auf unserer CD haben wir uns für den natürlichen Kammerton 432 Hertz entschieden. Denn Klänge, die auf diesen Ton gestimmt sind, wirken harmonisierend. Sie synchronisieren unsere Gehirnregionen und fördern den gesunden Zellstoffwechsel sowie den Schlaf.

Die Meditationen in diesem Buch sind mittels Pausenvermerken so verfasst, dass Sie leicht in einen tranceähnlichen Leserhythmus gelangen. Eine hilfreiche Unterstützung bietet diesbezüglich unsere CD »Heilung visualisieren – Trance-Reise«[2], auf der Sie sich alle Meditationen anhören können. Fast nebenbei sorgen auch hier die 432-Hertz-Töne beim Hören, Lesen und anschließenden Malen für ein meditatives In-sich-Verweilen.

Ihre optimale Wirkung entfalten geführte Meditationen mit geschlossenen Augen, wenn sich innere Bilder ohne Ablenkung durch Lesen oder Blicke in die Außenwelt entwickeln können.

Schwingungen lösen in uns ähnliche Effekte aus, wie wenn man Sand auf eine Metallplatte streut und mit unterschiedlichen Frequenzen beschallt. Je nachdem in welche Schwingungen man die Platte versetzt, bilden sich hierbei unterschiedliche Mandala-Strukturen.
(Auf www.youtube.com finden sich zum Staunen schöne Beispiele.)

Musik heilt, das ist eine uralte Weisheit. Ob Klangschalen, schamanische Gesänge oder Digeridoo, ob durch Kirchenmusik, Mozart, Bach, Schmusesongs, Volkslieder oder Elektropop – Musik verbindet und macht auf mannigfache Weise gesund. Der einfachste, selbstintonierte und durchschwingende Ton lautet »OM«. Probieren Sie es aus.

2 Holitzka, Marlies und Klaus: *Heilung visualisieren – Trance-Reise*, Schirner Verlag 2017.

DAS GEHEIMNIS DER DREI PÜNKTCHEN

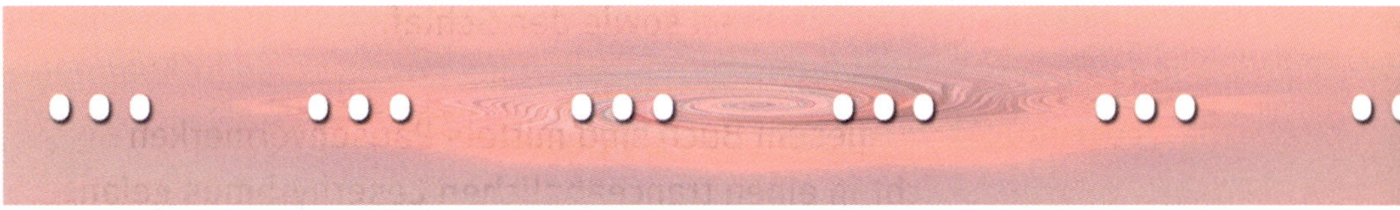

... Jeder Mensch liest anders, schnell oder langsam, stumm oder auch halblaut. Man kann die gesprochenen Worte lebhaft betonen oder in einem bestimmten Rhythmus sprechen, wie es bei gesprochenen Meditationen der Fall ist.

Um Ihnen eine Vorstellung der unterschiedlichen Wirkung von normalem Lesetempo und einer meditativen Sprachmelodie zu geben, lesen Sie den folgenden Satz zunächst in normalem Lesetempo:

Während ich diesen Satz lese, beginne ich wahrzunehmen,
wie ich ein- und wieder ausatme.

Und jetzt lesen Sie denselben Satz langsam und mit sanfter, wiegender Stimme, so, als wollten Sie ein Kind in den Schlaf wiegen. Sie können den Satz stumm oder halblaut lesen. Der eigenen Stimme zuzuhören, verstärkt die Wirkung jedoch um ein Vielfaches. Probieren Sie aus, was sich für Sie gut anfühlt. Legen Sie bei den Pünktchen kurze oder längere Pausen ein:

Während ich diesen Satz lese ... beginne ich wahrzunehmen ...
wie ich ein- ... und wieder ausatme ... ein ... und wieder aus ...

Spüren Sie den Unterschied? Selbstverständlich können Sie an jeder Stelle Pausen einlegen, wo es sich für Sie richtig anfühlt. Innere Bilder brauchen Zeit, um sich zu entwickeln. Sobald Sie einem auftauchenden Bild oder Gefühl mehr Aufmerksamkeit schenken wollen, schließen Sie einfach die Augen. Sie werden schnell ein Gespür für diesen speziellen, nach innen fokussierten Sprachrhythmus entwickeln und Ihr eigenes Tempo finden, um lesend oder mit zeitweise geschlossenen Augen Ihre Selbstheilungskräfte kennenzulernen.

Wir empfehlen Ihnen, jede geführte Meditation beim ersten Mal komplett zu lesen. Sollten Sie danach beim Malen einzelne Bilder vertiefen wollen, lesen Sie die Meditation noch einmal abschnittsweise ... malen weiter ... lesen ein Stück ... malen weiter ... Gehen Sie bei den folgenden sieben Meditationen zunächst in der vorgegebenen Reihenfolge vor. Wenn Sie später bestimmte Meditationen und Bilder auffrischen oder vertiefen wollen, wählen Sie die aus, die Ihrer Stimmung entsprechen.

Und weil Sie und die Bewohner Ihrer inneren Seelenlandschaft sich nicht siezen, wandelt sich hier das *Sie* zum vertrauten *Du*.

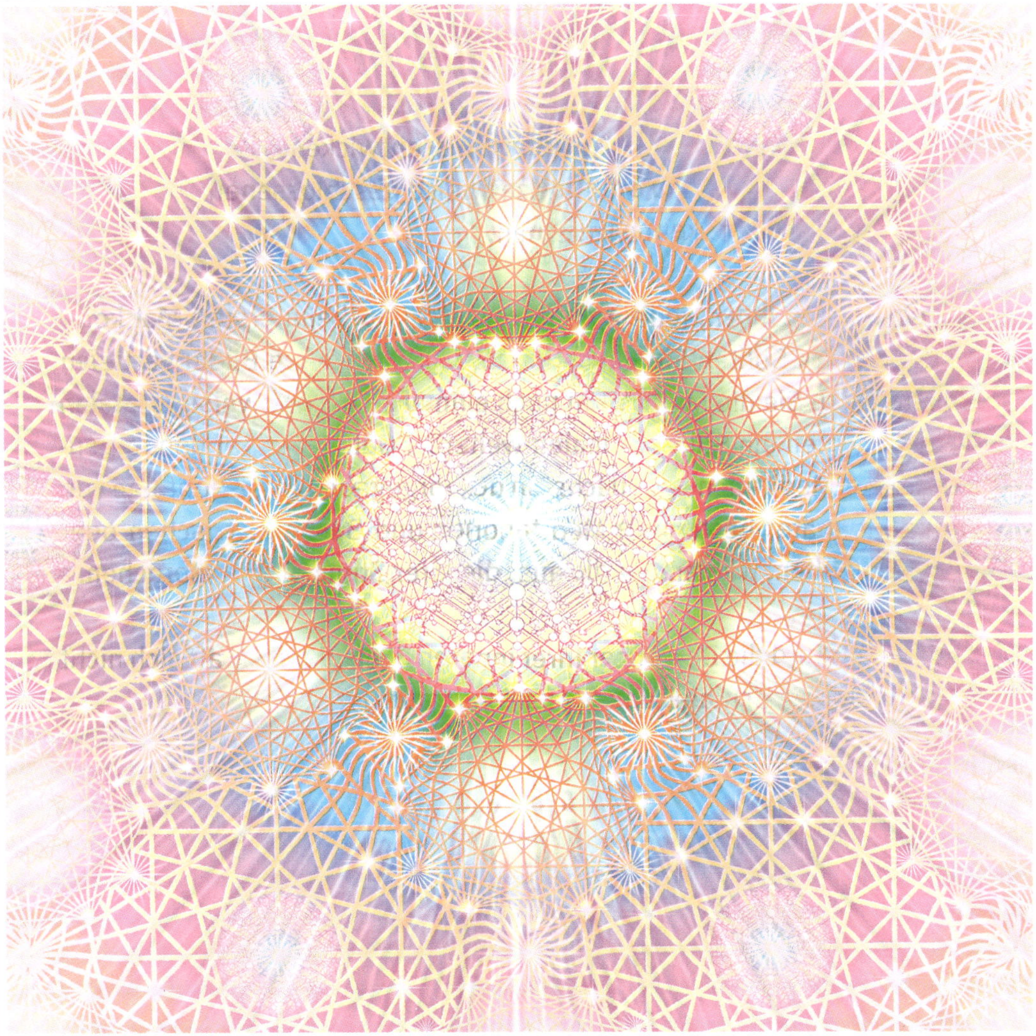

Die Meditationen

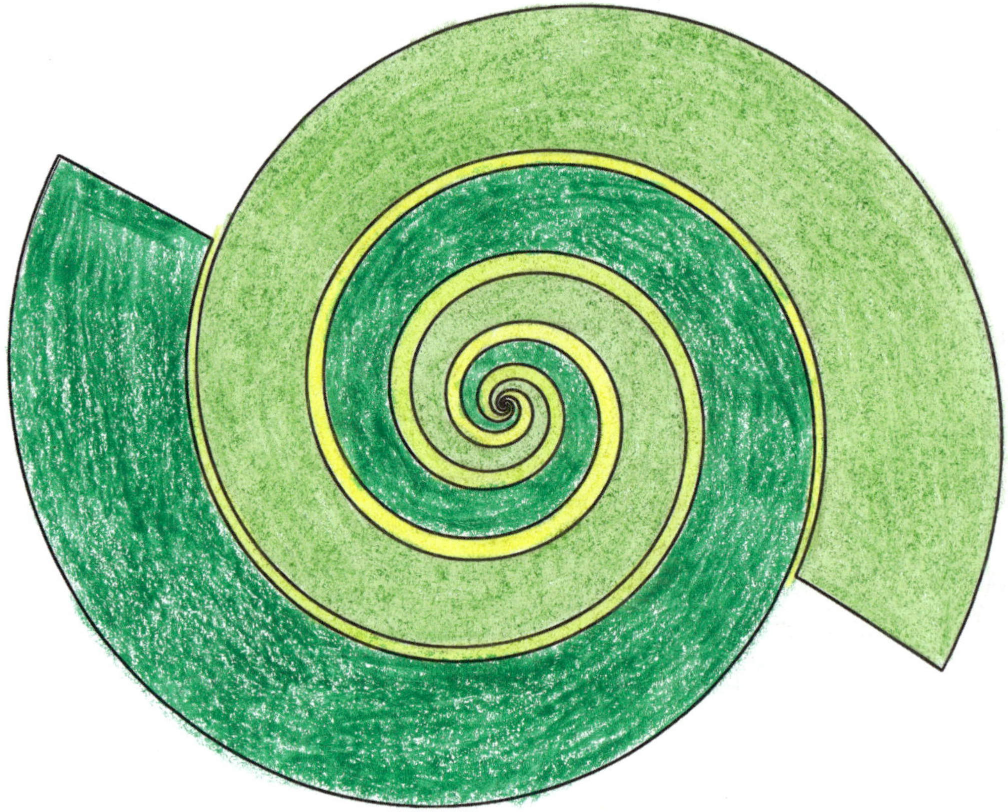

JENSEITS VON ZEIT UND RAUM – IM MEER DER MÖGLICHKEITEN

Diese erste Meditation lädt dich ein, deinem Gesunden Selbst zu begegnen. Dieses ist eine Metapher für die Blaupause, die Matrix deines gesunden Körpers. Selbst wenn sich auf dem langen Weg zu deinem physischen und psychischen Sein ein Fehler eingeschlichen haben sollte – wie beispielsweise ein Gendefekt – bleibt dein Gesundes Selbst heil. Auch von unguten Erfahrungen, seelischen Verletzungen und aktuellen Krisen bleibt es unbeeindruckt. Es weiß um deinen Wert im universellen Netzwerk, selbst dann, wenn du es vergessen haben solltest. Und dieser Teil, auch wenn er dir nicht mehr bewusst ist, kennt deine ureigene Bedeutung im großen Ganzen – so, wie jeder Baum, jedes Tier, jeder Stern und jede Blume um den eigenen Sinn weiß und dementsprechend wächst, lebt und vergeht.

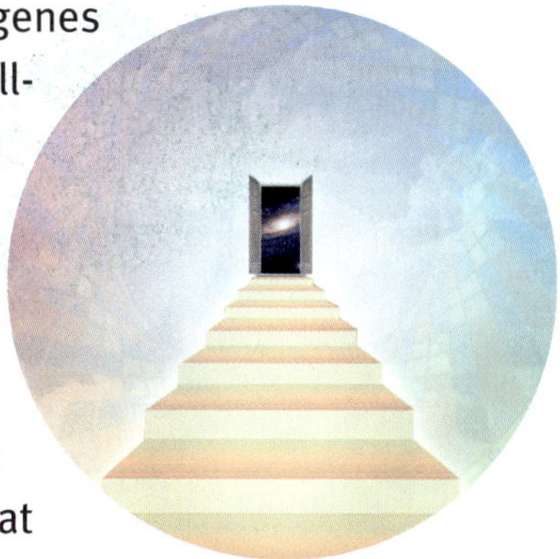

Jedes kleinste Ding trägt seinen Sinn, sein eigenes Gesetz, in sich und folgt ihm unbeirrt und vollkommen sicher. Nur wir Menschen opfern dieses angeborene Wissen unserem lauten, scheinbar schlauen Verstand. Und anstatt den funkelnden Diamanten unseres Eigensinns zu feiern, wird er diffamiert. *Sei nicht so eigensinnig!* hat wohl jeder schon einmal zu hören bekommen, wenn er sich für die eigenen Bedürfnisse eingesetzt hat und nicht mit anderen konform ging. Doch genau diese eigen-sinnige Vielfalt macht unsere Welt schön, gut und abwechslungsreich und bringt uns voran. Bahnbrechende Erkenntnisse, großartige Kunst, berührende Begegnungen und spektakuläre Veränderungen in allen Bereichen verdanken wir eigensinnigen Menschen, die über gängige Ansichten und Betrachtungen hinausgehen.

In der folgenden Meditation kannst du deinem Gesunden Selbst im Raum der Möglichkeiten begegnen und deinen Körper neu programmieren, gesund und so, wie du ihn haben möchtest.

Und weil jede Reise dort beginnt, wo du jetzt gerade sitzt oder liegst ... schau dich noch einmal aufmerksam um ... Gibt es Kleinigkeiten, die du verändern möchtest? ... Vielleicht willst du das Licht dimmen ... oder dir eine Decke holen ... vielleicht das Telefon abstellen oder die Tür schließen ... Was auch immer zu deinem Wohlergehen und einem ruhigen Moment für dich beiträgt ... tue es, bevor du weiterliest ... und deine alltägliche Welt für eine Weile in den Hintergrund tritt ...

Und wie du gleich feststellen wirst ... kannst du diese Worte lesen und gleichzeitig in Trance gehen ... und deine Augen schließen, wann immer dir danach ist ...

Und am besten trittst du die Reise zu deinem Gesunden Selbst an ... indem du dreimal hörbar ein- ... und wieder ausatmest ... Ein- ... und wieder ausatmen ... und noch einmal Luft holen ... und tief ausatmen ...

Und weil sich bei jedem bewussten Ein- ... und wieder Ausatmen ... deine Muskeln ein wenig mehr entspannen ... in deinen Schultern ... in deinen Armen ... und auch in deinen Beinen ... werden sie allmählich weicher und schwerer ... und auch in deinem Gesicht lösen sich die Spannungen ... in deiner Stirn ... um deinen Mund ... überall dort, wo du sie spüren kannst ...

Und wenn deine Gedanken noch nicht zur Ruhe kommen ... und dein Verstand ununterbrochen arbeitet und kommentiert ... lass ihn einfach weiterplappern ... während du mehr und mehr nach innen schaust ... in das Meer der Möglichkeiten ... wo du deinem Gesunden Selbst begegnen wirst ... in einer Welt, die dir zutiefst vertraut ... und doch vollkommen neu sein wird ...

Und du kannst sicher sein, wie auch immer du dein Gesundes Selbst wahrnimmst ... ob du es spüren kannst ... oder den Kontakt zu ihm verloren hast ... es ist ein fester Bestandteil deines Seins ...

Und der Weg zu deinem Gesunden Selbst beginnt damit ... dir eine Treppe vorzustellen, die in sieben Stufen zu einer Tür hinaufführt ... Und noch während du die Treppe und die Tür betrachtest ... ahnst du, dass du hinter der Tür in Dimensionen schaust ... die in deinem Alltag leicht vergessen werden ...

Und die erste Stufe ist der Übergang von außen nach innen ... Hier kannst du deine Gedanken an all die Dinge ablegen, die du zu erledigen hast ... Tu einfach so, als ob du sie auf eine Liste schreibst ... und auf der ersten Stufe liegen lässt ...

Und auf der zweiten Stufe nimmst du wahr ... wo und wie du spürst ... dass du auf dieser inneren Reise frei von Pflichten und Anforderungen an dich bist ...

Und auf der nächsten, der dritten Stufe ... begegnest du deinen ängstlichen und sorgenvollen Anteilen ... Vielleicht nimmst du sie als reale Gestalten wahr ... oder als Energieformen ... vielleicht als dunkle Farben ... oder als ein Gefühl in deinem Körper ...

Wie auch immer du deine Ängste und Sorgen siehst, fühlst oder hörst ... begrüße sie mit offenem Herzen ... denn sie wollen das Gleiche wie du: Es soll dir gut gehen ...

Und mit diesem Wissen ... lässt du deine ängstlichen und sorgenvollen Anteile zurück ... denn auf der nächsten, der vierten Stufe ... wird dir allmählich bewusst ... wie viele Überzeugungen du mit dir herumträgst, eigene ... und unhinterfragt von deinen Eltern und aus deinem Umfeld übernommene ... die dich klein halten und schwächen ... Und wenn du sie jetzt auf dieser Stufe zurücklässt ...

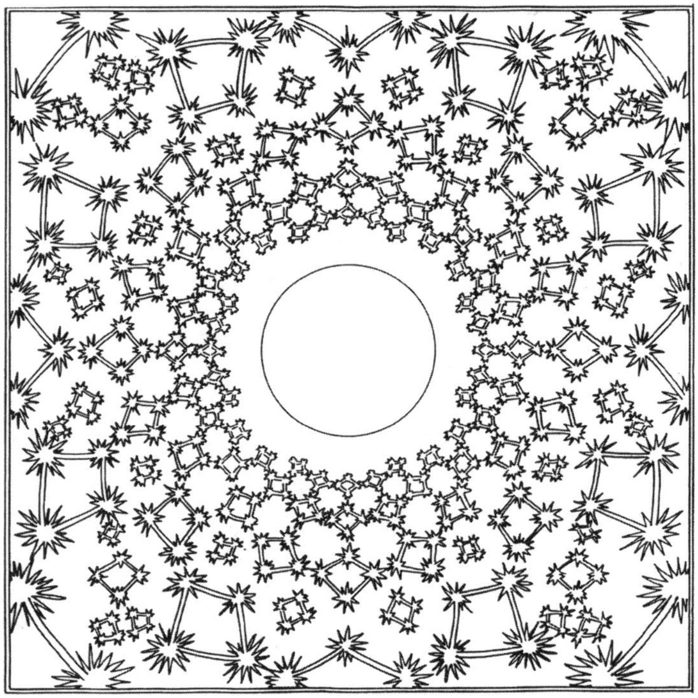

wirst du auf der nächsten Stufe, der fünften Stufe ... frei von einengenden Überzeugungen und Zuschreibungen ... leichter und freier atmen ... Und erkennen ... dass du viel, viel mehr bist als ein Körper mit einem Namen ... jemand, dem man bestimmte Eigenschaften, Fähigkeiten und Marotten zuschreibt ...

Und hier, auf der sechsten Stufe, erhebt sich dein Bewusstsein über Raum und Zeit ... öffnet sich ... weit, weit hinein in den Raum deiner Vorstellungen ...

Und auf Stufe sieben ... verschmelzen deine Seele ... dein Körper ... dein Bewusstsein ... zu einer Einheit ... Nahtlos verschmolzen ... Du ...

Und während du noch auf der obersten Stufe verweilst ... fällt dein Blick auf die Tür ... und du öffnest sie ... und schaust in einen unendlichen Raum ...

Hier ist es still ... still und weit ... und in der Stille leuchten Milliarden von Sternen ... als einzelne Lichtpunkte im Sternenmeer ...

Und stell dir vor, dieses unendliche Universum und du ... bestehen aus dem gleichen Stoff ... aus verdichtetem Sternenstaub ... der zu immer komplexeren Formen zusammenwächst ... bis schließlich ein Mensch – du – dieses Wunder sehen und erkunden kann ...

Und weil du eins bist mit allem ... lässt du dich vertrauensvoll hinaustreiben in den weiten Raum ... verleihst deinem Geist Flügel ... und fliegst hinaus ... zu den rotierenden Galaxien ... in den unendlichen Weiten des Alls ... erfreust dich am Licht der vorbeiziehenden Sterne ... und an deiner Schwerelosigkeit ...

Und während dein freies, grenzenloses Bewusstsein durch Raum und Zeit schwebt ... wirst du wie magisch von einer Energie angezogen ... die immer heller und wärmer wird ... und mehr und mehr spürst du ... es ist pure dichte Energie ... Lebensenergie ... die dich unwiderstehlich anzieht ...

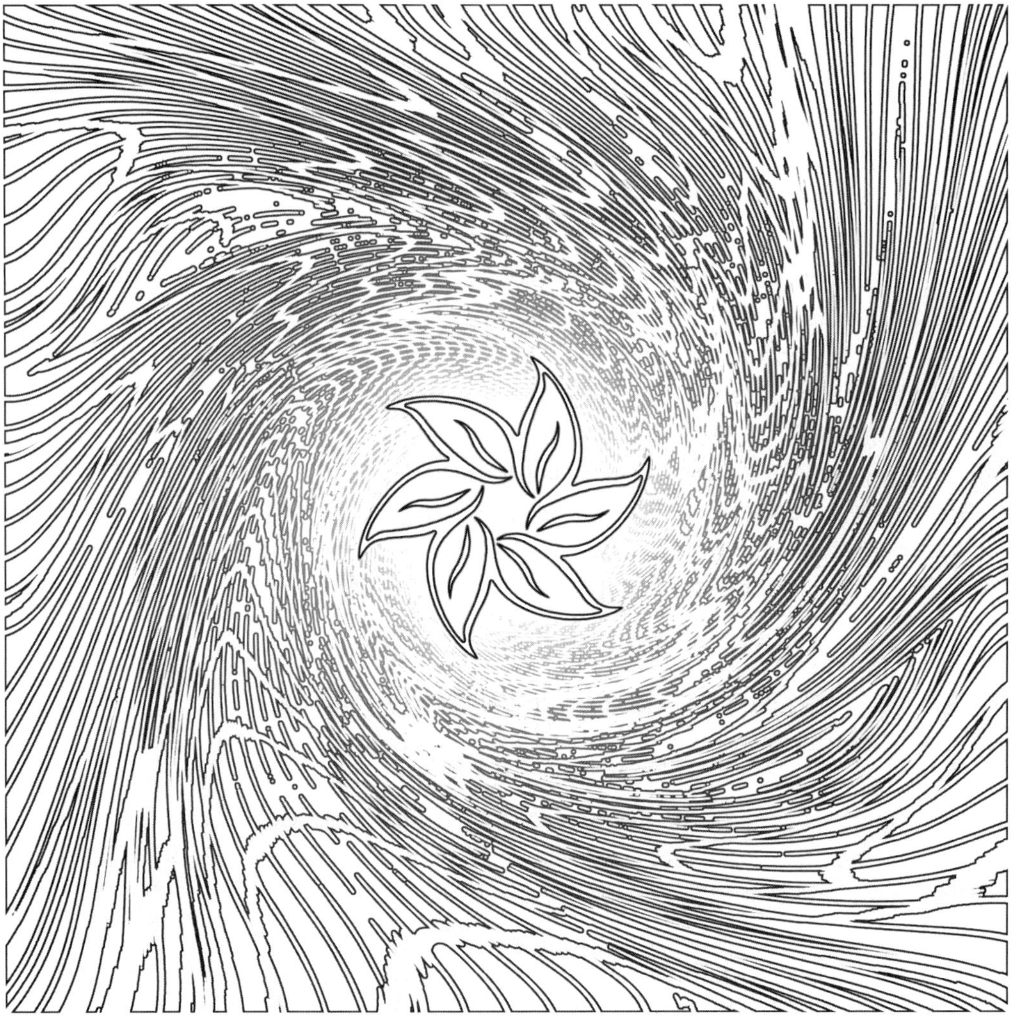

Und je näher du ihrem Ursprung kommst ... umso heller und wärmer und lebendiger fühlst du dich ... und tauchst ein in die Urblüte des Seins ...

Und du rauschst wie durch einen Tunnel in eine Dimension ... in der es dich und ein Universum aus Galaxien und Sternenstaub ... noch gar nicht gibt ...

Hier in dieser Dimension ist alles Idee und Möglichkeit ... einfach ein Meer aus möglichen Wahrscheinlichkeiten ... pure, formlose Energie ... Vor der Schöpfung, vor dem Entstehen aller Dinge ... sind Vorstellung und Wirklichkeit eins ...

Und die einen glauben, diese Dimension wäre ein Feld aus flirrenden Energien ... andere sehen ein fein gesponnenes Netz ... Wieder andere glauben, die berühmte Leere, das Nichts, des Zen zu erkennen ... oder hören den Urklang des Seins ...

Und du kannst sicher sein ... hier in diesem Feld ... in dem alles Idee und Wahrscheinlichkeit ist ... tritt nur das in Erscheinung ... wofür du dich bewusst oder unbewusst entscheidest ...

Und jetzt ... in diesem Moment ... ist es dein Gesundes Selbst ... das vor dir auftaucht ... die Blaupause oder Matrix deines gesunden Körpers ... die ursprüngliche Idee ... deren Abbild du bist ...

Wie stellst du dir dein Gesundes Selbst vor? ... Siehst du ein Abbild deiner selbst? ... Ein leuchtendes Wesen, das mit allem und jedem verbunden ist? ... Vielleicht nimmst du es eher symbolisch wahr ... wie eine Blume, die sich in Schönheit entfaltet ... Vielleicht spürst du es als feine Schwingungen ... oder als Mandala von harmonischer Ausgeglichenheit ...

Was immer es ist, schenke deinem Gesunden Selbst all deine Aufmerksamkeit ... und nähre es mit liebevoller Zuversicht und machtvollen Fantasien ...

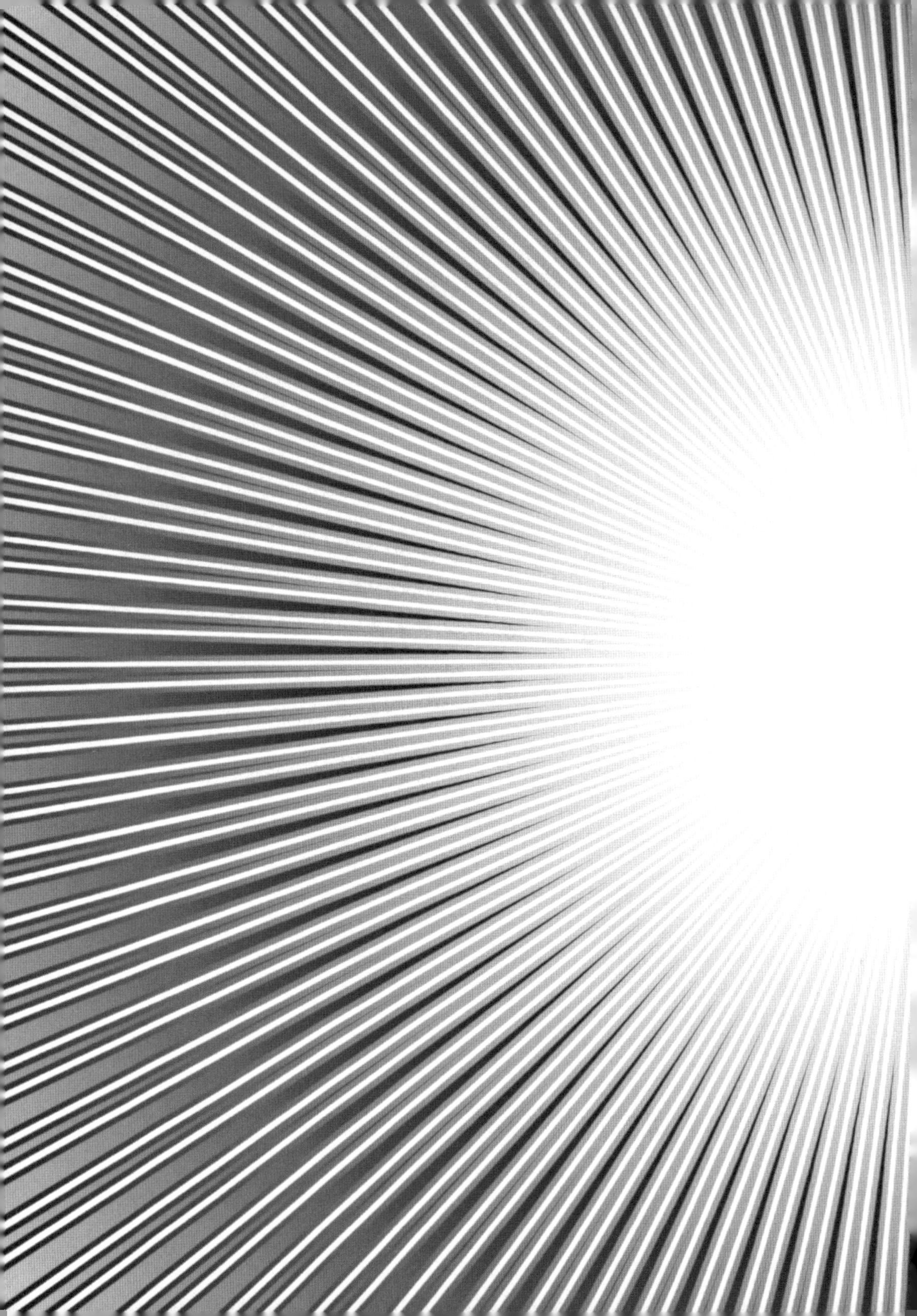

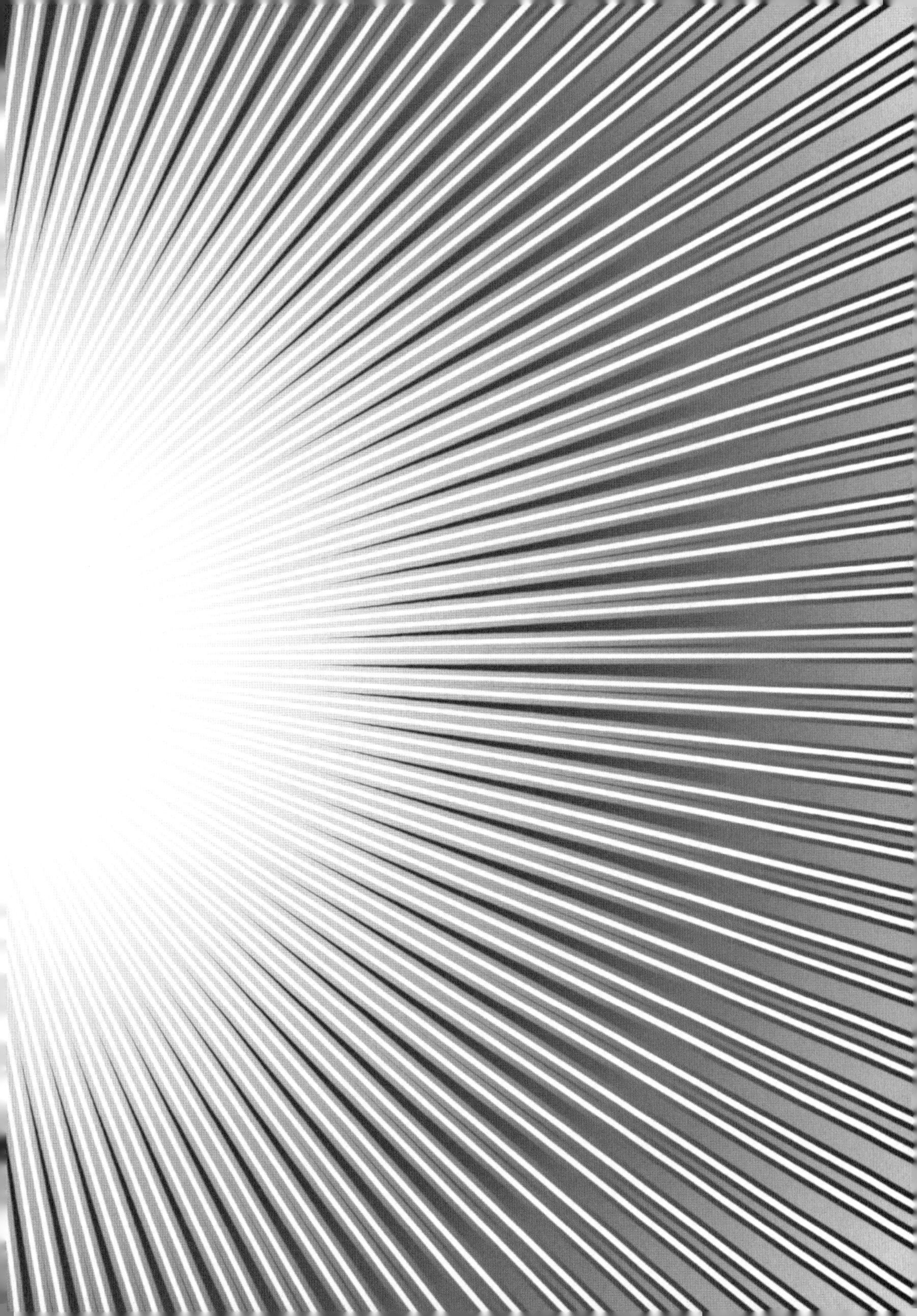

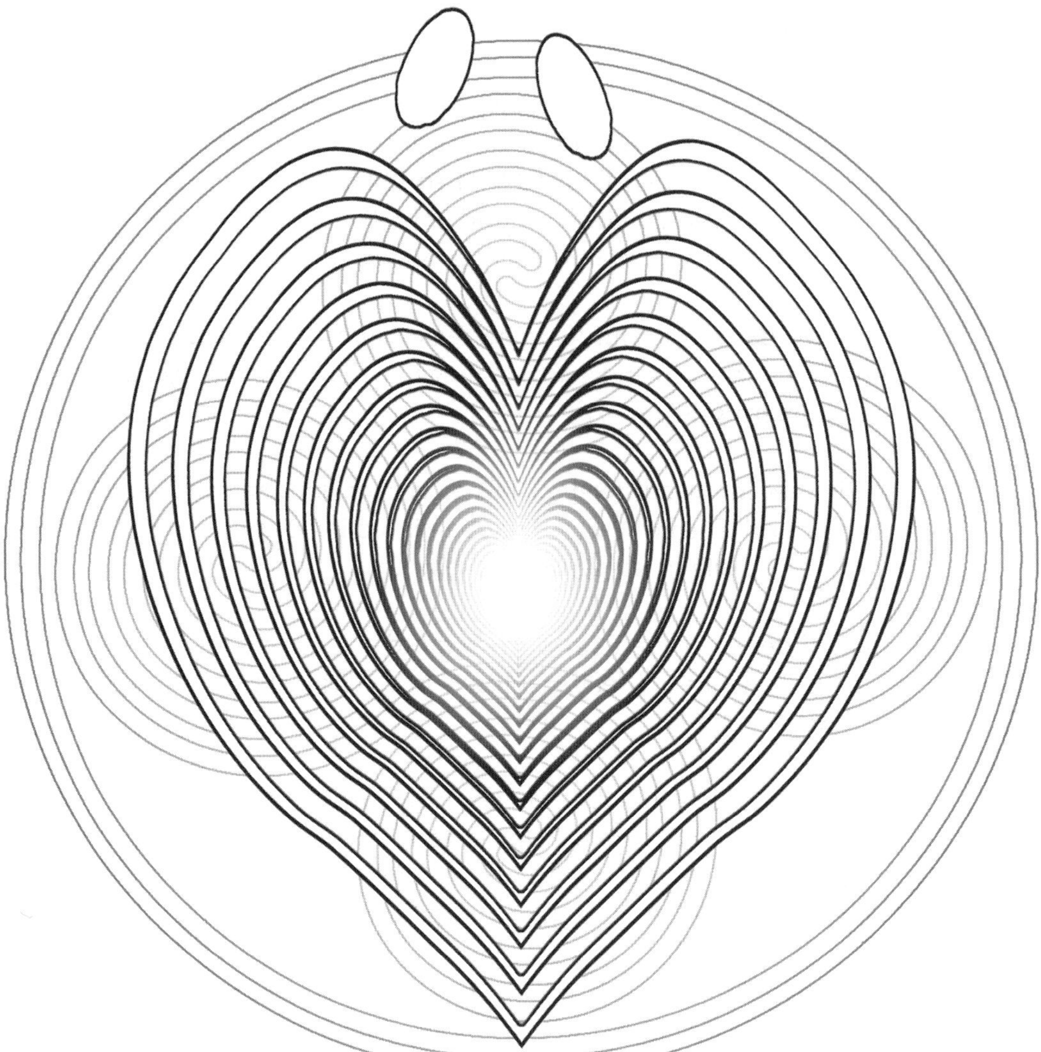

Lass dir Zeit, dein Gesundes Selbst mit allen Sinnen zu erleben … jetzt … mehr und mehr … kennenlernen …

Und weil hier, in diesem Feld der Wahrscheinlichkeiten, alles möglich ist … kannst du jederzeit eingreifen und transformieren, was du verändern willst … Stell dir dein Gesund-Sein so lebhaft, bunt und lebendig wie möglich vor … wie du lachst … und auf deine Art feierst, gesund zu sein … mit allen Sinnen … damit Heilung geschieht …

Vielleicht siehst du dich leichtfüßig über eine Blumenwiese laufen … frei von Schmerzen und anderen Einschränkungen … deinem Hobby nachgehen … mit Kindern spielen …

Was auch immer in dir aufsteigt … lass es größer und emotionaler werden … bunter und leuchtender … Erlaube dir, voll und ganz … mit jeder Faser zu spüren … wie es ist, gesund zu sein …

Tauche mit all deinen Sinnen ein … rede mit deinem Gesunden Selbst … Fühle, was zu bewahren oder aufzulösen ist … Erinnere dich: Sein entsteht durch Wahrnehmen …

Und du kannst einfach staunen und das Wunder feiern, das du bist … ein Wesen, geboren aus einem Feld tanzender Energien … die sich zu Formen verdichten … ein Universum erschaffen … und ein Bewusstsein, das im Mittelpunkt von allem steht … in deinem Leben bist das DU …

Und als wäre das DU ein Zauberwort … realisiert sich vor deinen Augen die Tür … und dahinter führt die Treppe zurück in dein irdisches Leben …

Und du gehst durch die Tür … und auf der obersten Stufe … spürst du wieder deine Arme und Beine … und nimmst bewusst deinen Körper wahr …

Und während du eine Stufe hinuntersteigst … wird dir immer klarer, wie frei und unbegrenzt dein Bewusstsein ist … Teil einer kosmischen Ordnung, die größer ist als dein Wollen … und in der du doch Mitgestalter bist ... deiner Gefühle ... deiner Überzeugungen ... deiner inneren Haltung ... deines irdischen Körpers ...

Und auf der nächsten Stufe betrachtest du deine zurückgelassenen Überzeugungen ... mit den Augen deines Gesunden Selbst ... und entscheidest neu, welche du hier liegen lassen willst ... vielleicht den Groll auf deine Krankheit ... vielleicht Gefühle der Schuld ... oder der Hilflosigkeit ...

Vertraue deinem Gesunden Selbst ... es weiß, was du brauchst ... und wird es dich wissen lassen ...

Und auf Stufe drei warten die Botschafter und Mahner ... Ihre Sorgen und Ängste haben dir einmal sehr zugesetzt ... aber jetzt erinnerst du dich ... dass auch sie ein gesundes, gutes Leben für dich wollen ... und ein Gefühl der Dankbarkeit steigt in dir auf ... denn ohne ihr Geschrei ... wäre vieles beim Alten geblieben ...

Versprich ihnen, ihre Sorgen und Ängste ernst zu nehmen ... und dich in Zukunft mit ihnen auszutauschen ... aber lass sie nicht deinen Weg verstellen ...

Denn auf der zweiten Stufe liegen deine Listen ... und wenn du sie jetzt mit den Augen deines Gesunden Selbst betrachtest ... Unwichtiges von Wichtigem trennst ... Verantwortungen neu verteilst ... und fünf auch mal gerade sein lässt ... ist es gut möglich, dass du manches streichst ...

Und die Folge wird sein ... dass du ruhiger und besser lebst ... freier ... selbstbestimmter ... leichter ... gesünder ...

Und mit diesem Gefühl kannst du dich auf Stufe eins ... in die Gegenwart zurückorientieren ...

Vielleicht willst du hellwach in deinen Alltag zurückkehren ... vielleicht noch eine Weile deinen Gedanken nachhängen ... oder noch in Trance deine Eindrücke und Gefühle in die Mandalas hineinmalen ... Wonach immer dir ist ... gutes Gelingen ...

Fülle die Stufen mit Worten, Zeichnungen, Symbolen oder Farben. Mache sie zu deinem Initiationsweg ins Meer der Wahrscheinlichkeiten. Lasse in diese und andere Mandalas dein Gesundes Selbst einfließen und so dein Leben begleiten.

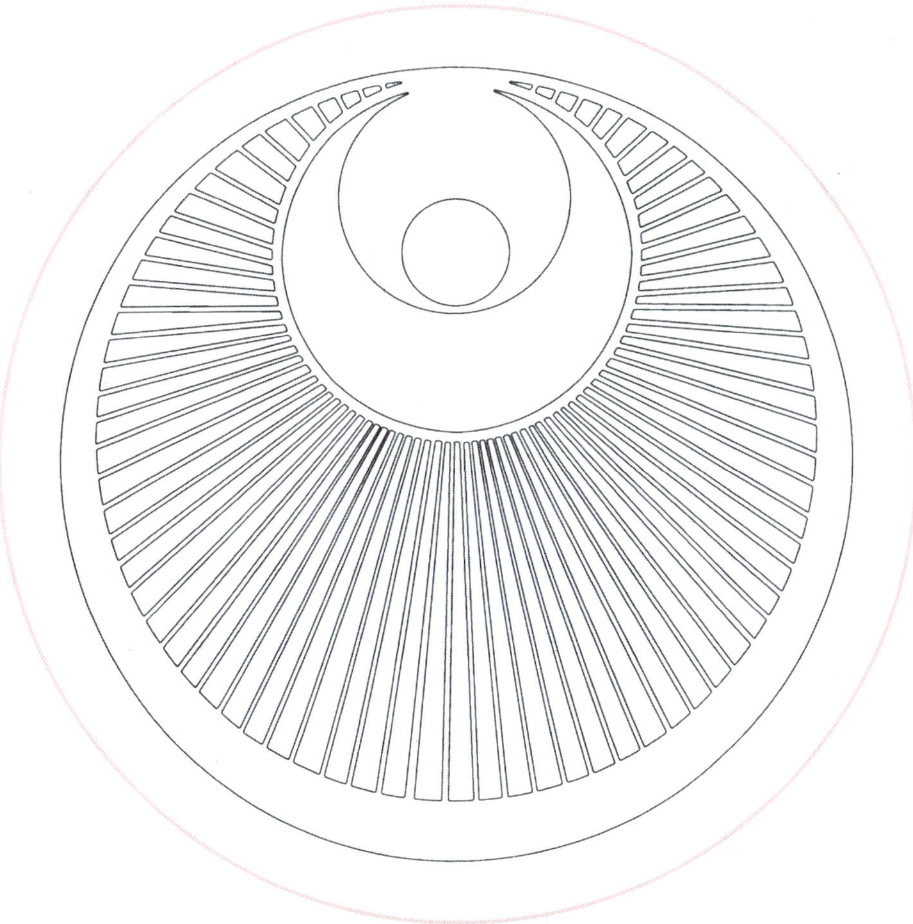

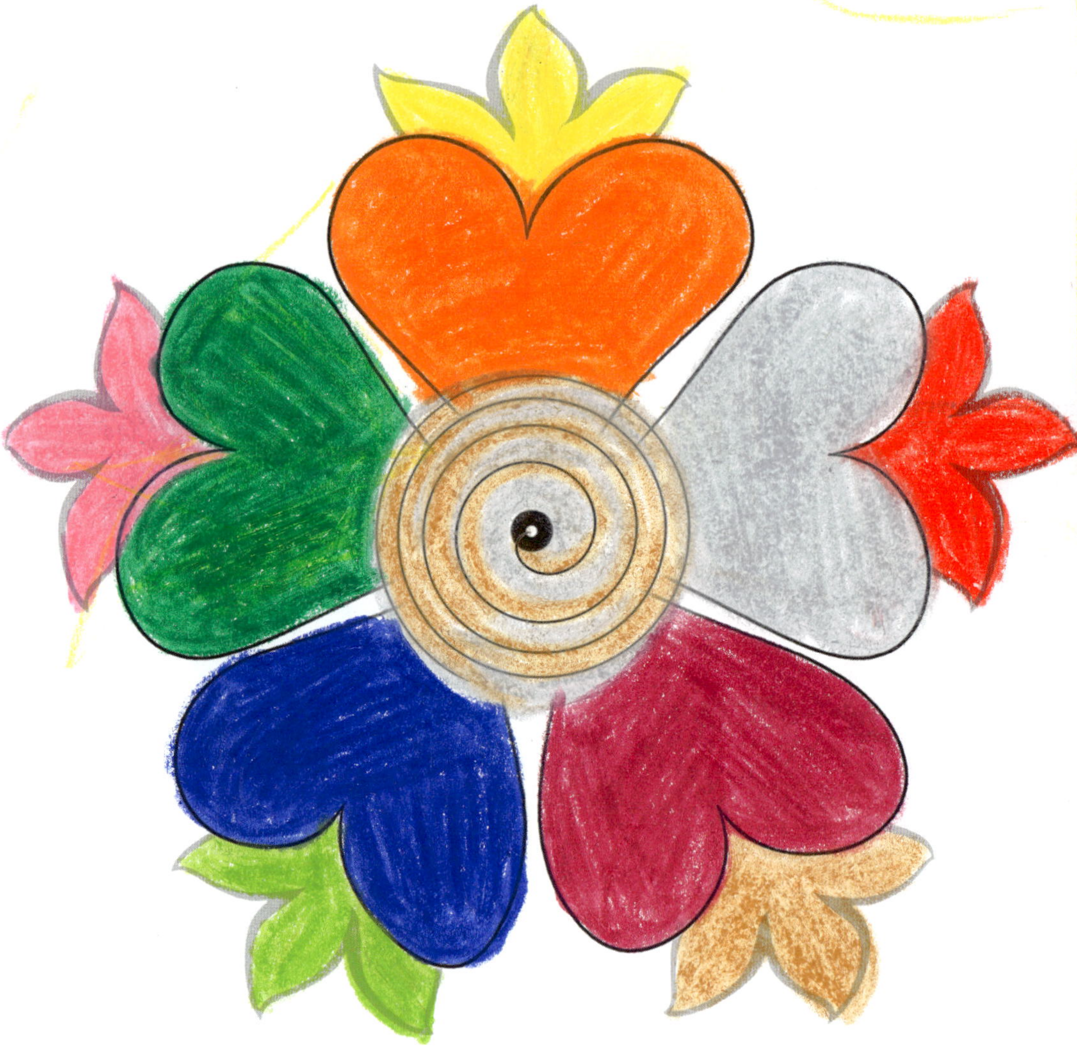

DEM GLÜCK EIN MANDALA WIDMEN

Sobald du an die glücklichsten Momente deines Lebens denkst, gehst du automatisch in Trance. Niemand muss deine Aufmerksamkeit auf verspannte Muskeln und dein Ein- und wieder Ausatmen lenken. Allein das Suchen nach den wunderbarsten Momenten deines Lebens zieht deine Aufmerksamkeit nach innen. Und natürlich kann sich jeder von uns an viele Stunden und Tage, vielleicht Monate erinnern, in denen wir aus unterschiedlichen Gründen glücklich waren oder gerade sind.

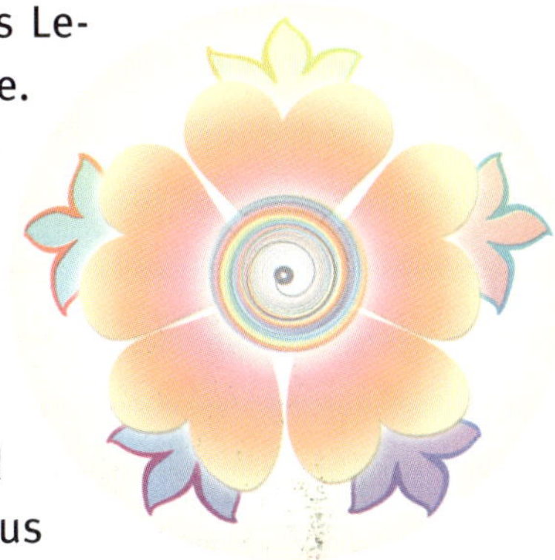

Und wie ein Kind auf einer Wiese Blumen sammelt … kannst du jetzt Momente des Glücks sammeln …

Momente der Seligkeit … und Momente der Hingabe … Augenblicke größter Freude … und tiefster Ergriffenheit …

Momente der Zärtlichkeit … Momente der Zusammengehörigkeit … verspielte Momente und Momente großer Erkenntnisse …

Momente leidenschaftlicher Ekstase … und Momente der Versöhnung …

Und wenn du aus all deinen wunderbaren Momenten … den kostbarsten auswählen sollst … kann es gut sein, dass du dich nicht so recht entscheiden kannst … Aber weil später noch weitere Glücksmomente dazukommen … kannst du dich einfach überraschen lassen … welches Erlebnis jetzt gerade auf deiner Glücksskala ganz oben steht …

Einfach erinnern … Bilder und Eindrücke sammeln … Klänge vorüberziehen lassen … und eine ganz besonders glückliche Situation auswählen …

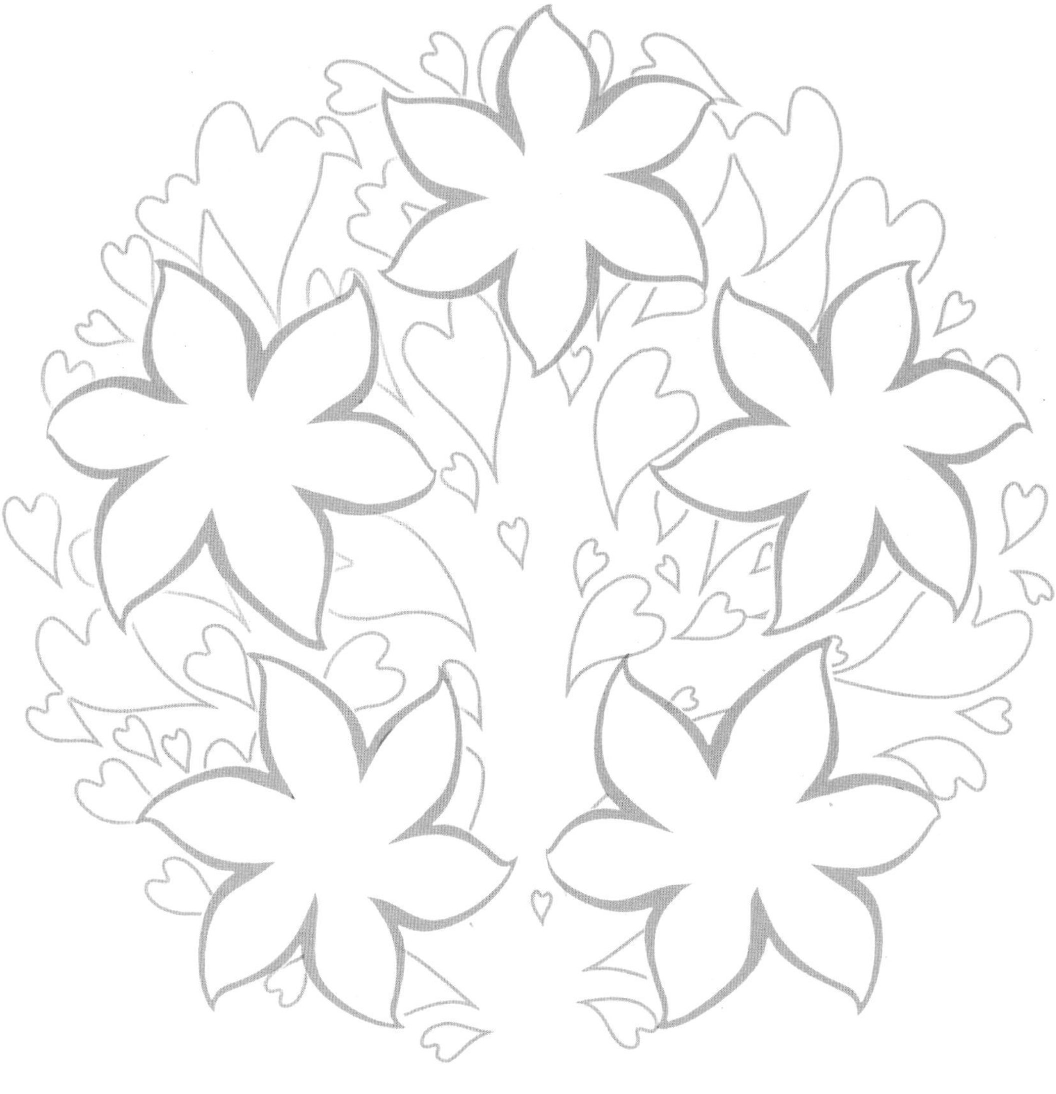

Und sobald du dich für den momentan glücklichsten Moment deines bisherigen Lebens entschieden hast ... betrachte dich selbst in dieser Situation ...

Siehst du dich wie auf einem Foto? ... Oder eher wie in einem Film? ... Bist du allein ... oder gehören zu deinem Glück andere Menschen? ...

Vielleicht ist es weniger ein Bild, sondern ein Gefühl ... und du spürst den glücklichen Moment irgendwo in deinem Körper ... und wenn ja, wo genau spürst du dieses Gefühl? ...

Hüpft dein Herz vor Freude? ... Oder prickelt es in deinem Körper wie in einem Glas Champagner? ... Vielleicht fühlst du dich in dieser Situation leicht wie eine Feder ... oder zutiefst verbunden mit einem oder mehreren Menschen ...

Möglicherweise ist dieser Moment mit einem besonderen Duft verbunden ... Und wenn ja, dann atme ihn tief ein ... Erinnerungen lieben es zu duften ...

Sich von Musik und den Geräuschen von damals davontragen lassen ... wieder in den Moment eintauchen ... fühlen, wie jede Faser ... jede einzelne Zelle deines Körpers von Glück durchströmt wird ... eine lebendige Energie ... vielleicht aus Licht ... vielleicht aus Farben ... als warmer Strom voller Liebe ...

Vielleicht ist es auch ein Wort wie Glückseligkeit ... Danke ... Frieden ... oder Heil-Sein ... Was auch immer es ist ... lass es als Worte, Farben oder Symbole in dein Glücksmandala fließen ... indem du diesen Moment in ein Blütenblatt deines Mandalas hineinmalst ... jetzt oder später, wenn du deine fünf glücklichsten Momente gefunden hast ...

Und sobald du bereit bist, kannst du einen weiteren glücklichen Moment aus der Schatzkiste deiner Erinnerungen holen ... eine andere Situation voller Freude und Lebenslust ...

Und wenn du das Bild oder deinen inneren Film betrachtest … vielleicht sogar mittendrin sitzt wie in einem Amphitheater … kannst du dich auch hier erinnern … hören, spüren und riechen … wie es ist, in diesen glücklichen Moment voll und ganz einzutauchen …

Was ist das Besondere an dieser Situation? … Warum macht sie dich glücklich? … Und wo in deinem Körper spürst du das Glück am deutlichsten? …

Wie würdest du es in einem Symbol, einem Wort oder einer Farbstimmung ausdrücken … um es in ein weiteres Blütenblatt deines Mandalas hineinzumalen? …

Lass dich einfach überraschen, was deine Intuition … dein Gesundes Selbst … oder dein Unterbewusstsein dir an Bildern, Farben, Symbolen oder Worten schickt … jetzt oder während des Malens …

Und manchmal folgt auf einen glücklichen Anfang ein trauriges Ende … das wie ein Schatten oder ein dunkler Schleier auf der Erinnerung liegt … In einem anderen Mandala kannst du auch das aus dir herausmalen …

Hier und jetzt … in diesem Glücksmandala … erinnerst du dich an die reine, ungetrübte Freude des Augenblicks … Oder du entscheidest dich für einen anderen Glücksmoment … und gibst ihm Gestalt …

Und weil das Glücksmandala sich aus fünf Blütenblättern zusammensetzt … kannst du schon jetzt … bewusst oder unbewusst … weitere glückliche Situationen sammeln … oder sich beim Malen entwickeln lassen … während du nach und nach die einzelnen Blütenblätter mit deinen Glücksmomenten füllst …

Und je intensiver du an all die schönen, besonderen Momente deines Lebens denkst … umso mehr Glückshormone schüttet deinen Körper aus … umso mehr strahlst du von innen heraus …

Denn wann immer du mit allen Sinnen eintauchst … in Momente des Glücks … der innigen Liebe … in Momente des Erfüllt-Seins und des Friedens … wann immer du dich glücklich fühlst … tust du dir Gutes … deinem Körper … deiner Seele … deinem Geist … und deinem Umfeld …

Denn Glück steckt an und verbindet … immer wieder neu … beim Erinnern … beim Malen … als visueller Anker beim Betrachten des Bildes … oder als Geschenk für jemanden, den du liebst …

Mache dein Glücksmandala zu deinem Bildschirmhintergrund oder hänge es dort auf, wo du es täglich sehen kann. Schicke es an deine Freunde – Glück ist ansteckend!

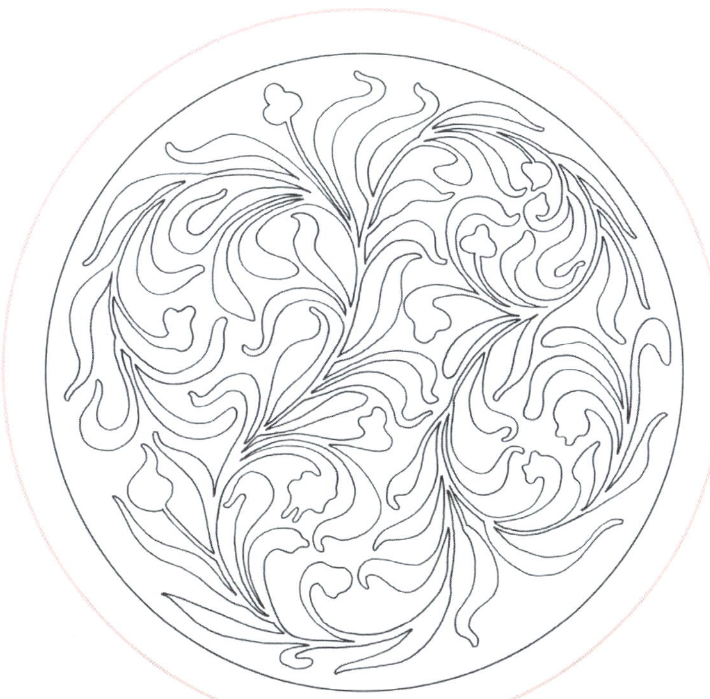

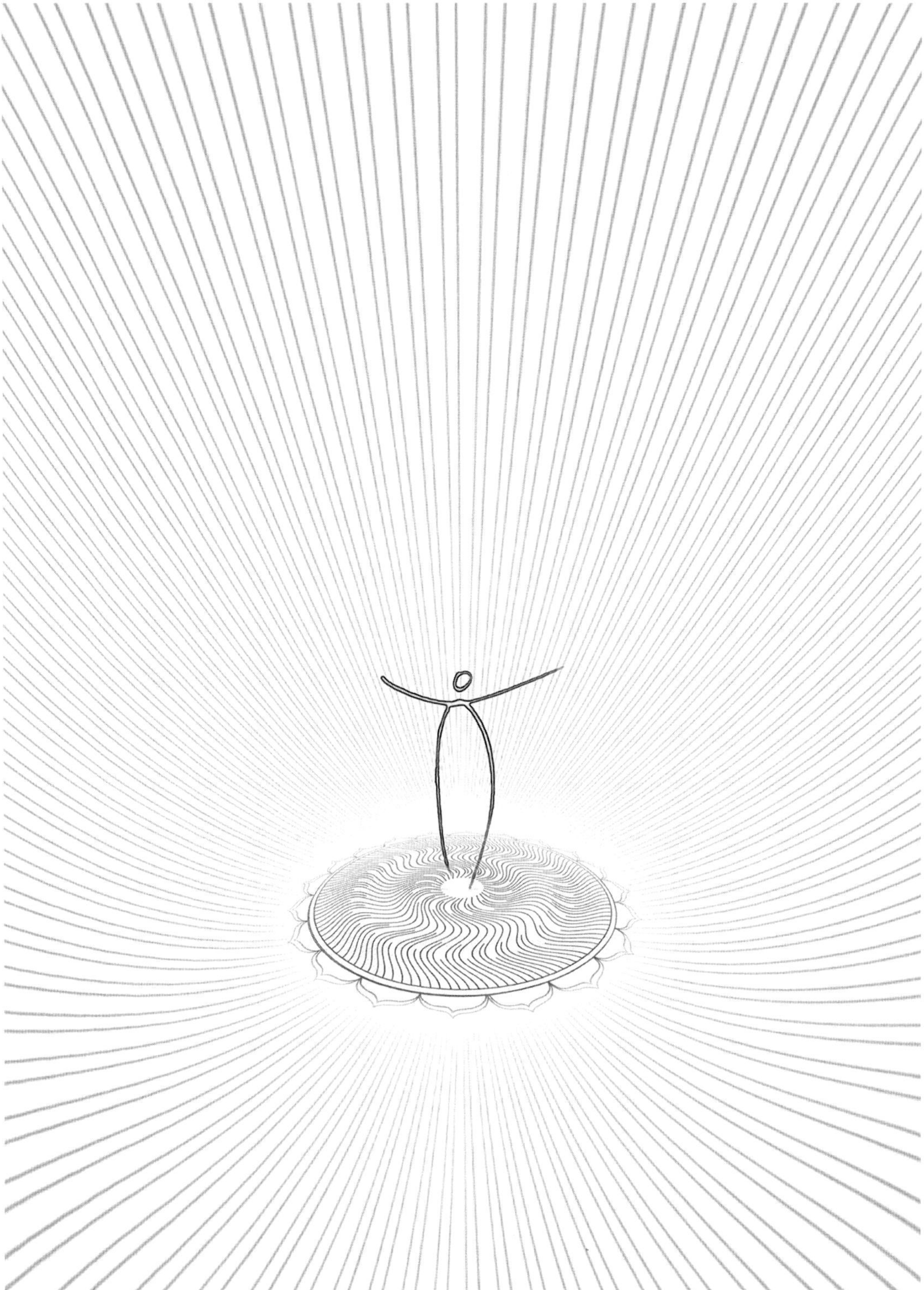

LICHT UND SCHWINGUNGEN

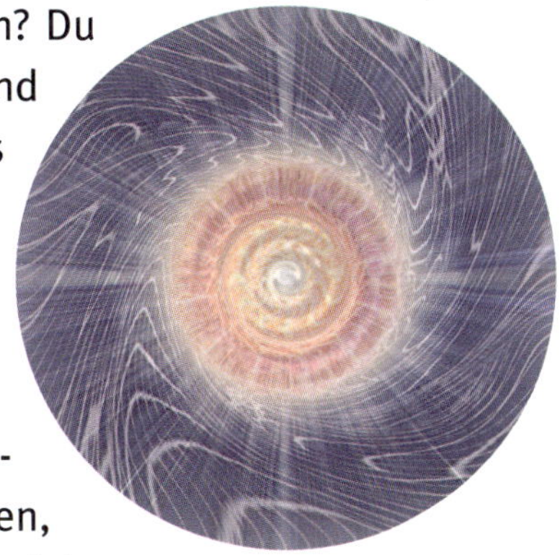

Kannst du dir die Größe eines Quants vorstellen? Du weißt schon, eines von diesen Aber- und Aber- und Aberbillionen von winzig kleinen Dingern, aus denen sich Atome und daraus jegliche Materie zusammensetzen. In der folgenden Meditation durchströmen dich gebündelte Lichtphotonen wie ein heilsamer Lebensquell. Lasse beim anschließenden Malen deine ureigenen Bilder, deine Gefühle und Assoziationen als Farbstimmungen, in Symbolen oder einzelnen Worten in die Mandalas einfließen.

Stell dir vor, wie es wäre, wenn du auf einer dieser kleinsten wahrnehmbaren Einheiten stehst ... auf der Grenze zwischen Materie und reiner Energie ...

Und dort, auf dem Quant ... in der Schwerelosigkeit ... kannst du dich leicht entspannen ... mit jedem Ein- ... und wieder Ausatmen ... wirst du ruhiger und gelassener ... lösen sich Spannungen ... und mehr und mehr tauchst du ein in einen ruhigen ... allgegenwärtigen, lichterfüllten Raum ...

Und weil Licht und Sein ... in und außerhalb von dir nicht zu trennen sind ... kannst du dir vorstellen, wie sich jetzt, in diesem Moment, an der höchsten Stelle deines Kopfes ... ein Tor öffnet und gebündeltes Leben spendendes Licht ... wie ein heilsamer Strom in dich hineinfließt ...

Vielleicht als weißgoldenes Licht ... vielleicht wie ein blauer Wasserfall ... oder ein Meer aus funkelnden Sternen ... fließt es in deinen Kopf ... und breitet sich aus ...

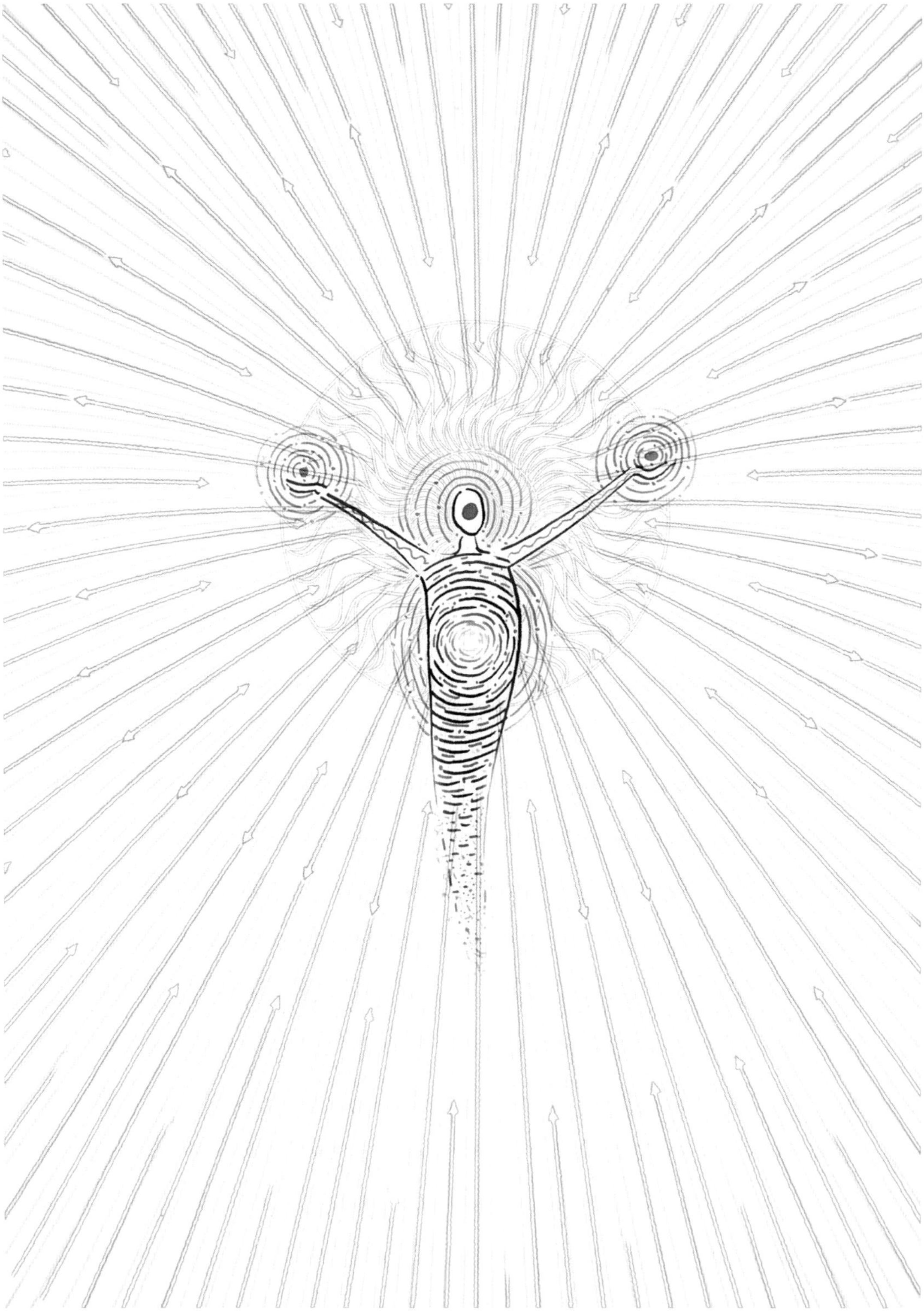

Und je mehr sich das Licht ausbreitet ... umso heller und strahlender wird es in dir ... bis in die Tiefe deines Gehirns ... ein stetiger Strom aus heilendem Licht ...

Nimm dir Zeit ... stell es dir vor ... fühle hinein ... wie das Licht durch deinen Hals in deinen Oberkörper fließt ... wie sich deine Lungen, Atemzug für Atemzug ... mit Licht füllen ... wie es sich in deinem Brust- und Bauchraum ausbreitet ... bis in deine Organe hinein ... Und auch dort wird es heller und leichter ... je mehr sich auch dein Becken mit heilendem Licht füllt ... Licht sich in deinen Oberschenkeln ausbreitet ... bis in deine Füße hinein ... ohne Anfang ... ohne Ende ... wie Ebbe und Flut ...

Vom Scheitel bis zu deinen Fußspitzen ... voller Licht und Lebensenergie ... Ein reinigender Fluss aus Licht ... durch den Scheitel einatmen ... und über die Fußsohlen wieder ausatmen ...

Und wahrscheinlich gibt es in deinem Körper eine Stelle ... wo heilendes Licht besonders willkommen ist ... Lege eine oder auch beide Hände an diese Stelle ... und nimm wahr, wie das heilende Licht ... zu wirken beginnt ...

Und während das Licht beständig weiterfließt ... kannst du dir einen Namen überlegen ... ein Wort, das das Wesen des Lichts benennt ...

Vielleicht heißt dein Wort Liebe ... oder Leichtigkeit ... vielleicht Dankbarkeit ... Gesundheit ... Glück oder Schutz ...

Welches Wort auch immer sich für dich stimmig anfühlt ... merke es dir, und schreibe oder male es später in dein Mandala hinein.

Und sobald du noch genauer hineinspürst ... bemerkst du vielleicht eine Bewegung ... ein Kribbeln oder Vibrieren ... ein Auflösen ... und wenn du dieser Bewegung weiter nachspürst und sie mit deinem Wort verbindest ... wird das Licht zu einer Information deiner Selbstheilungskräfte und lautet vielleicht: in Liebe vibrieren ... in Zuversicht schwingen ... in Geborgenheit dahingleiten ... in Gesundheit baden ...

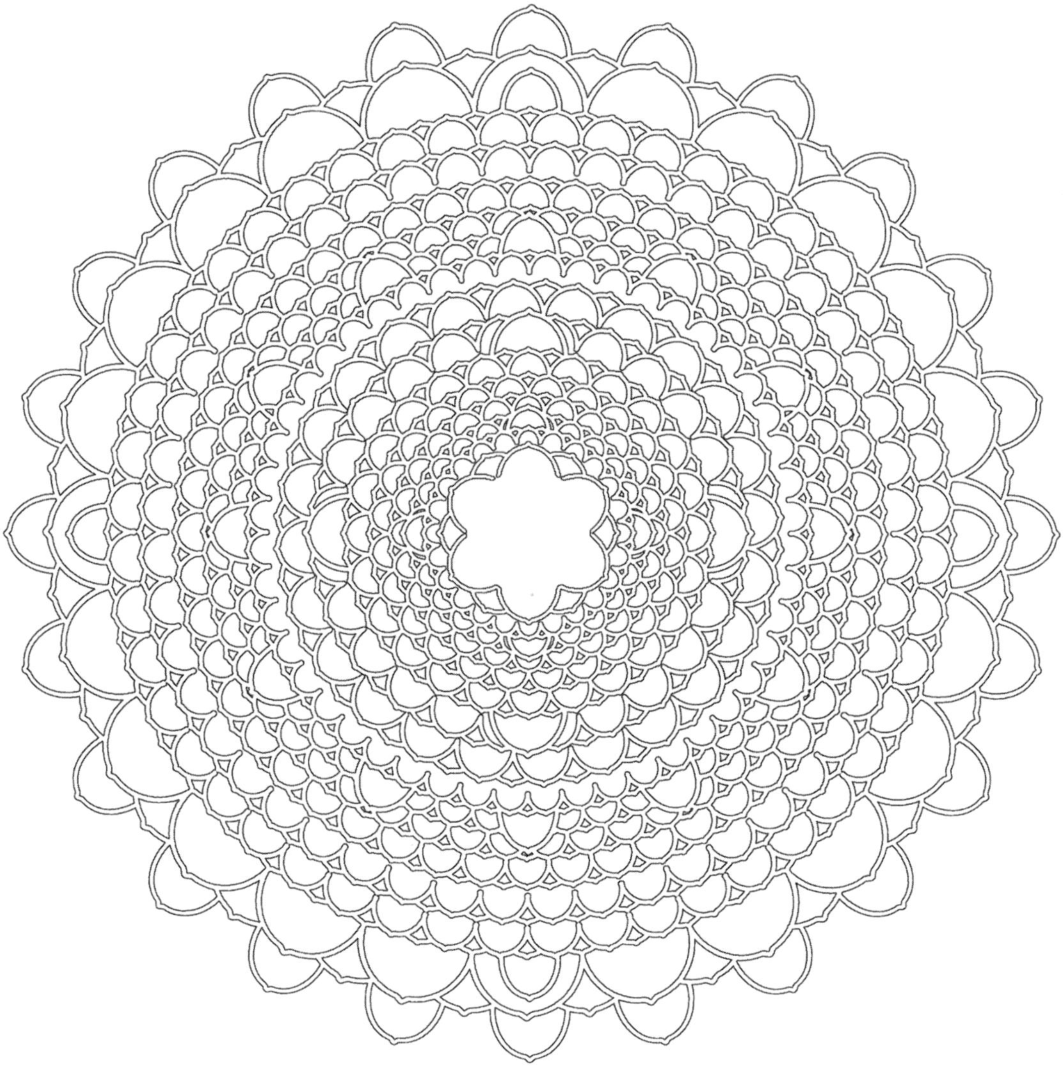

Und je öfter du deine Hand auf die Stelle legst und dich dieser Worte erinnerst ... umso leichter werden sich dein Körper ... deine Nerven ... dein Gehirn ... dein ganzes Sein ... an diesen Zustand erinnern ... sodass er zu einer alltäglichen Erfahrung wird ... wann immer deine Hand die Stelle an deinem Körper berührt ...

Dunkles mit Licht erhellen ... automatisch ... unbewusst ... einfach die Hand auflegen und das heilende Licht fließen lassen ...

Und darum wissend, kannst du jetzt mit neuen Ideen ... noch ein wenig träumen und genießen ... oder frisch und erholt wieder ganz wach im Hier und Jetzt ... zum Vertiefen und Erinnern ... ein Mandala mit diesem Licht füllen ...

Lasse deine ureigenen Bilder, deine Gefühle und Assoziationen als Farbstimmungen, in Symbolen oder einzelnen Wörtern in die Mandalas einfließen.

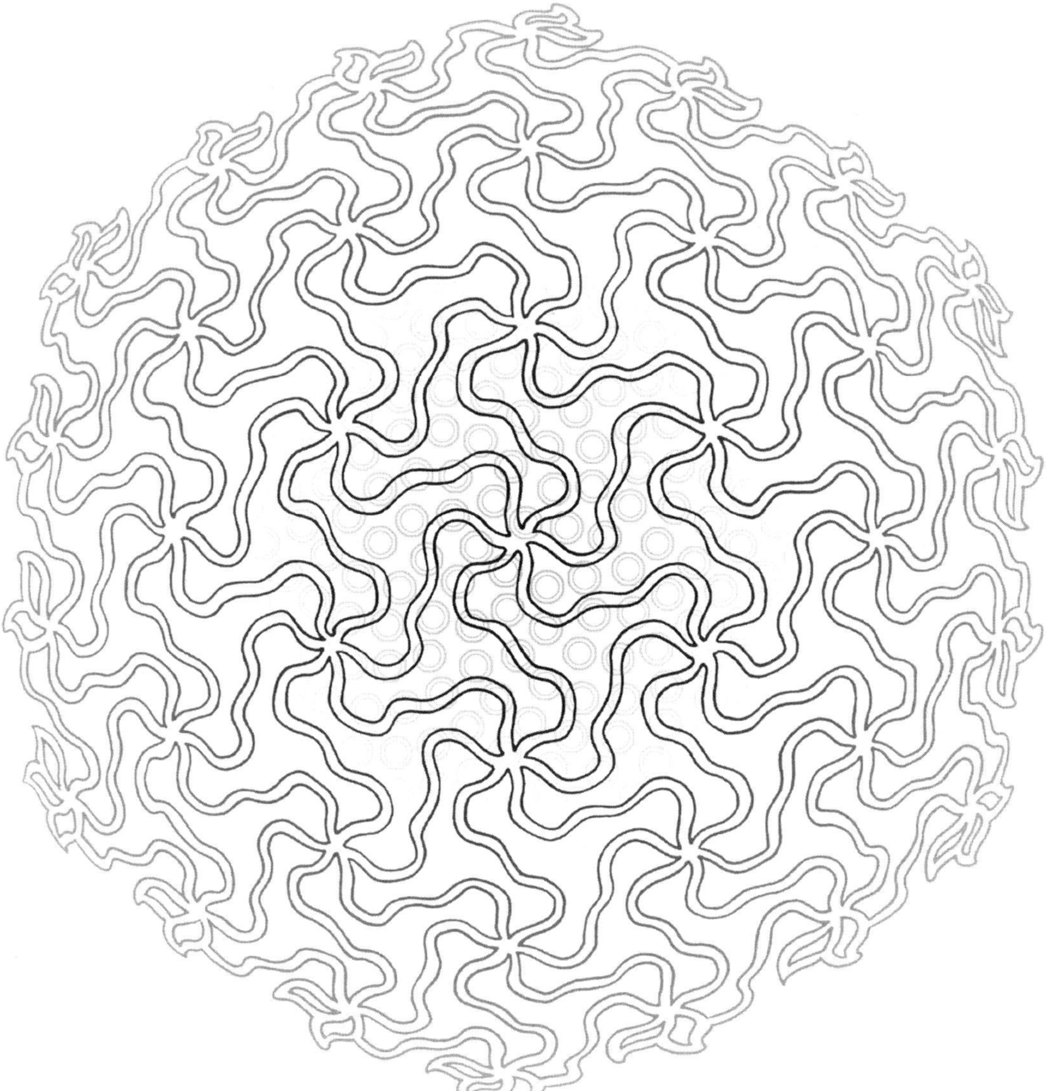

ZELLEN UND BEWUSSTSEIN

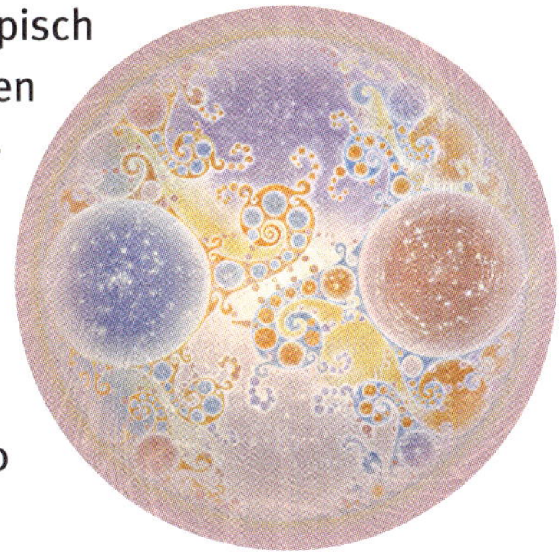

Alles Leben besteht aus Zellen. Vom mikroskopisch kleinen Einzeller bis zu einem durchschnittlichen Menschen, der sich aus rund 100 Billionen Zellen zusammensetzt. Im Durchschnitt ist eine Zelle 40 Mikrometer klein, also vier Hundertstel eines Millimeters. 10 000 Zellen passen auf einen Stecknadelkopf und pro Sekunde sterben 50 Millionen von ihnen und werden durch ebenso viel neue ersetzt.

Bei diesen unvorstellbaren Zahlen vermutet man kaum, dass jede einzelne dieser Zellen über ein unglaublich komplexes Innenleben verfügt. Zoomt man in eine Zelle hinein, scheint dort ein eigenständiges intelligentes Wesen am Werk zu sein. Jedenfalls erfüllt sie die Kriterien dessen, was man als Lebewesen bezeichnet. Sie hat eine Außenhaut, die sie abgrenzt, aber in beide Richtungen durchlässig ist. Eine Zelle vermehrt sich, hat einen eigenen Stoffwechsel, sie organisiert und repariert sich und reagiert auf ungewohnte Situationen mit kreativen Strategien. Sie lebt in enger Gemeinschaft, unterhält lose Verbindungen, tauscht mit Artgenossen Informationen aus oder bietet Unterstützung an. Und sie stirbt, wenn ihre Zeit abgelaufen ist.

Jede einzelne deiner Körperzellen enthält in ihrem Kern das gesamte Wissen über dich. Deine DNA wäre aufgewickelt zwei Meter lang. Vage geschätzt sind dort die Informationen von tausend Büchern mit je tausend Seiten gespeichert. Jede deiner Augenzellen, jede deiner Herz-, Nieren- oder Hautzellen trägt alle diese Informationen über dich in sich. Wie groß du bist, ob dick oder dünn, ob du blaue oder grüne Augen hast, zu Pickeln neigst oder angewachsene Ohrläppchen hast. Neben diesen gigantischen Informationen im klitzekleinen Kern einer winzigen Zelle weiß sie zudem genau, wo ihr Platz ist und wie sie sich zu entwickeln hat, um ihre Aufgabe als Augen-, Herz-, oder Hautzelle zu erfüllen.

Die größte Zelle ist mit scharfen Augen gerade so zu erkennen und findet sich nur im Körper der Frau: die Eizelle. Ab dem Moment, in dem ein Spermium sie befruchtet, setzt sich durch Zellteilung eine geradezu magische Entwicklung in Gang. Aus einer Zelle werden zwei, vier, acht, sechzehn, zweiunddreißig, und mehr und mehr teilen und spezialisieren sich die Zellen zu immer komplexeren Strukturen, bis eine bereits im Samen angelegte Eiche, ein Pferd oder auch du nach einem geheimnisvollen Bauplan entstehen. Ein Wunder aus Billionen Zellen, die miteinander leben, kommunizieren und arbeiten.

Die meisten Zellen in deinem Körper funktionieren vorbildlich, einige mutieren und haben trotzdem keine großen Auswirkungen, sie sterben und werden abtransportiert. Andere wenige wachsen möglicherweise zu Tumoren heran und verdrängen gesundes Gewebe. Wieder andere werden von ein- und mehrzelligen Lebewesen, den Bakterien, unterstützt oder von Viren attackiert, gegen die sie sich erfolgreich wehren.

Vielleicht kennst du spannende Dokumentarfilme, animierte Trickfilme, die zeigen, wie Zellen funktionieren und sich mit erstaunlichen Methoden gegen Eindringlinge wehren. Oder wie Lichtblitze durch das Gehirn jagen und Informationen weitergeben. Manche dieser Filme sind wie Comics und auch für Kinder geeignet, andere versuchen, so realitätsnah wie möglich abzubilden, was in einer Zelle geschieht.

Falls du solche Filme nicht kennst, schau dir je nach Geschmack einige an. Sie werden deine Fantasie anregen und dir eine Vorstellung davon vermitteln, was du mit deinen eigenen Bildern in Bewegung bringen willst. Denn je lebhafter, intensiver, leuchtender und mit Gefühlen aufgeladen deine inneren Bilder sind, desto mehr Kraft fließt in den Prozess des Heilens.

In der folgenden Meditation tauchst du in die kleine aber komplexe Welt deiner Zellen ein, um mit ihnen zu kommunizieren und ihnen heilsame Bilder von intakten Zellen zu senden. Lass deinen Geist, dein Bewusstsein, die Führung übernehmen und die Ausrichtung festlegen. Wer, wenn nicht du, dein Bewusstsein, dein Geist, deine Seele oder Schöpferkraft, wie immer du es nennst, informiert deine Zellen über deinen großen Plan? Wer, wenn nicht du, schickt den Bauplan der gesunden Zelle zu den kranken hinüber? Wer, wenn nicht du, kann mit Geist und Seele aufgeladene funkelnde Bilder von gut funktionierenden Zellen in kranke Regionen schicken? Unterschätze nicht die Macht deiner Imagination. Sie erschafft Dinge und lässt andere wie durch ein Wunder verschwinden.

Und nachdem du all das über das Wesen deiner Zellen weißt … ist es nur natürlich, dass du mit ihnen Kontakt aufnimmst … Sie mögen winzig klein sein, ihr Bewusstsein ist es nicht … Jede einzelne weiß mehr über dich, als dir, dem Träger der Zellen, bewusst ist …

Und bevor du tief in deinen Körper hineinschaust … atme hörbar dreimal ein- … und wieder aus … einatmen … und bei jedem Ausatmen mehr und mehr entspannen … Luft holen und loslassen … einfach zuhören und in deinen Körper eintauchen …

Den Verstand plappern lassen … während die Außenwelt immer blasser und unwichtiger wird … und du mehr und mehr nach innen schaust …

Und in deiner Vorstellung kannst du jetzt deinen Zellen die Möglichkeit geben, mit dir in Kontakt zu treten … Spüre in dich hinein, welche Region deines Körpers braucht Zuwendung und Heilung? …

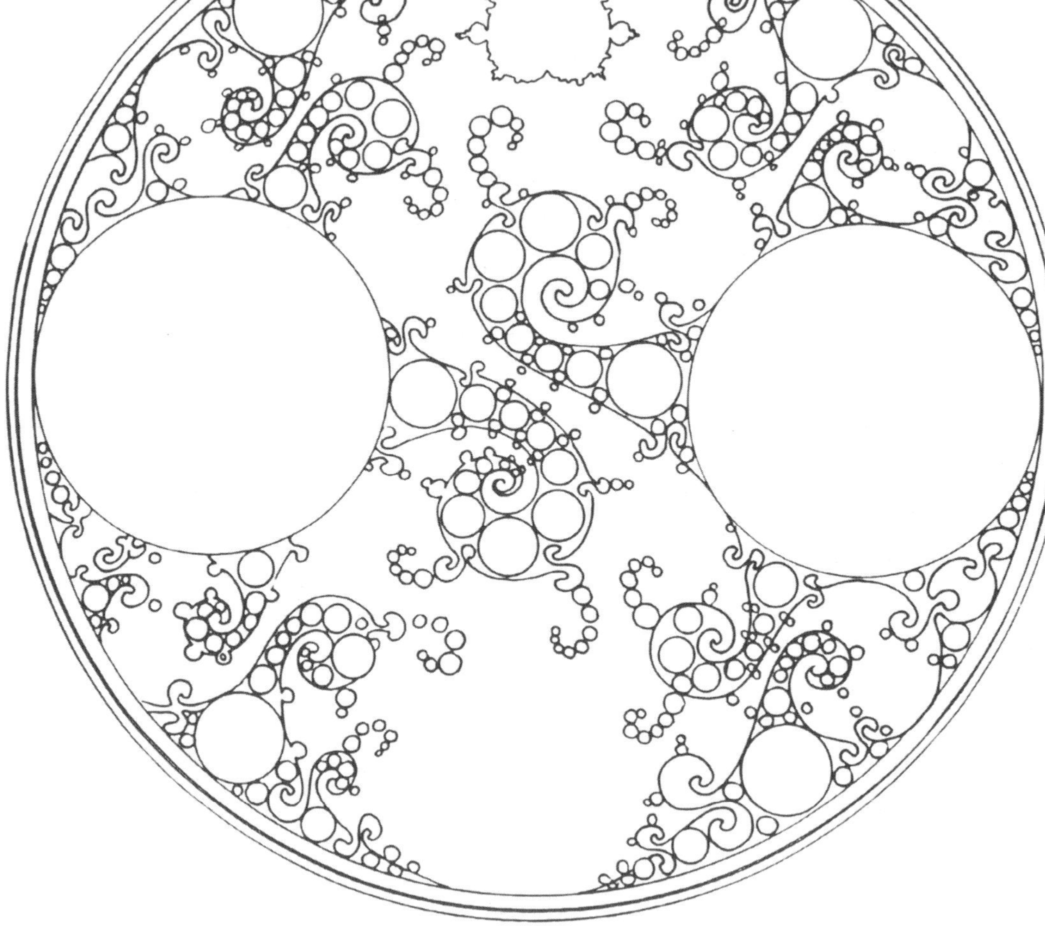

Und wohin auch immer es deine Aufmerksamkeit zieht … fühle und tauche ein … tiefer hinein … ins Innere deines Körpers …

Und weil es verwirrend ist, mit unzähligen Zellen gleichzeitig zu kommunizieren … lasse eine einzelne Zelle vor deinem inneren Auge entstehen …

Und dabei ist es nicht wichtig, ob deine Zelle wie eine reale aussieht … du kannst dir genauso gut eine abstrakte, gefühlte Zelle vorstellen … oder eine Comicfigur, die zu dir spricht … Nimm einfach wahr, wie du dir eine lebendige, gut funktionierende Zelle vorstellst … um sie später in deine Mandalas hineinzumalen … als Empfindung … Schwingung, Farbe und Form … damit ihr miteinander ein gesundes, zufriedenes und erfülltes Leben erschafft … in Einklang mit dem ewigen Wandel …

Und so, wie du andere Menschen brauchst, um zu wachsen … gedeiht auch jede einzelne Zelle in einer Familie, einem Zellverband … in dem alle aufeinander einwirken … sich befruchten … manchmal streiten … und doch zusammenhalten …

Und weil jedes System aus vielen unterschiedlichen Teilen besteht … gibt es auch in einem Zellverbund junge und alte … gesunde und kranke … angenehme und unangenehme Mitglieder …

Stell dir vor, wie in deinem Zellverband gesunde Zellen heranwachsen … und ihre Aufgabe erfüllen … Wie kranke Zellen unterstützt und geheilt werden … oder sich im ewigen Kreislauf von Werden und Vergehen transformieren … und zu etwas Neuem werden …

Und wie jedes Lebewesen freuen sich auch Zellen über deine Zuwendung und Anteilnahme … Wie du blühen sie auf, sobald sie sich geliebt … und angenommen fühlen …

Male dir aus, wie ein von beschädigten Zellen befallener Körperteil … durch gesunde und vitale Zellen ersetzt wird … und heilt …

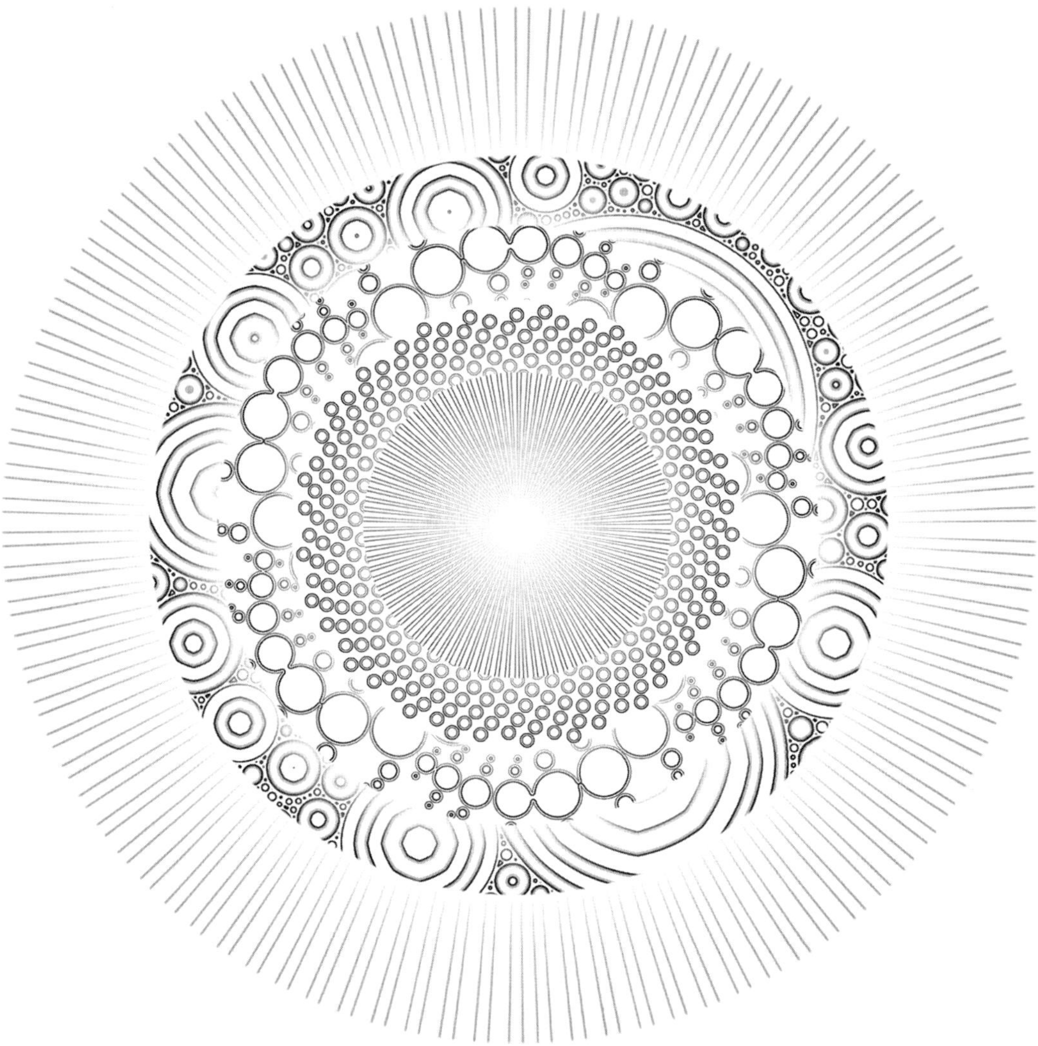

Lass deiner Fantasie freien Lauf ... Lausche deinem inneren Arzt ... der lebensklugen Heilerin ... wie und wodurch sie deinen Dialog mit deinen Zellen unterstützen ...

Und male es später in die Zellenbilder hinein ... denn diese Meditation ist nur eine erste Anregung ... die du beim Malen weiter vertiefen wirst ... um in Zukunft die Bedürfnisse deines Körpers deutlicher wahrzunehmen ... und achtsam zu bleiben ...

Und vergiss die Liebe nicht ... sie ist die beste Medizin von allen ...

Und je besser und deutlicher du die Sprache deiner Zellen verstehen lernst ... umso früher wirst du merken ... wenn Zellverbände aus dem Gleichgewicht geraten ... am Anfang ... bevor Not herrscht ... dann, wenn das Eingreifen und Heilen noch leicht ist ...

Und was auch immer deine Zellen veranlasst hat ... sich zu verändern ... krank und schwach zu werden ... ob durch äußere Einflüsse wie Viren und Bakterien ... oder durch innere Prozesse ... für die du nicht verantwortlich bist ... und an denen du keine Schuld trägst ... du kannst sie jetzt unterstützen ...

Stell dir einfach vor, was möglich ist ... wenn du und dein Zellbewusstsein eure Botschaften schnell und leicht austauschen ... Beispielsweise könntest du deinen Zellen mitteilen ... dass ihr uraltes und bewährtes Wissen ... vor großen, nie zuvor bekannten Herausforderungen steht ... an die sie sich anpassen müssen ... um auch die rasanten Umweltveränderungen zu meistern ...

Und die gute Nachricht ist, auch diese neuen chemischen Verbindungen ... bestehen aus den gleichen Elementen wie alles andere in diesem Universum ... nur in neuer Kombination ... auf die dein Immunsystem noch nicht eingestellt ist ...

Aber du kannst darauf vertrauen ... gerade die Abwehrzellen lernen besonders schnell ... du musst sie nur informieren ...

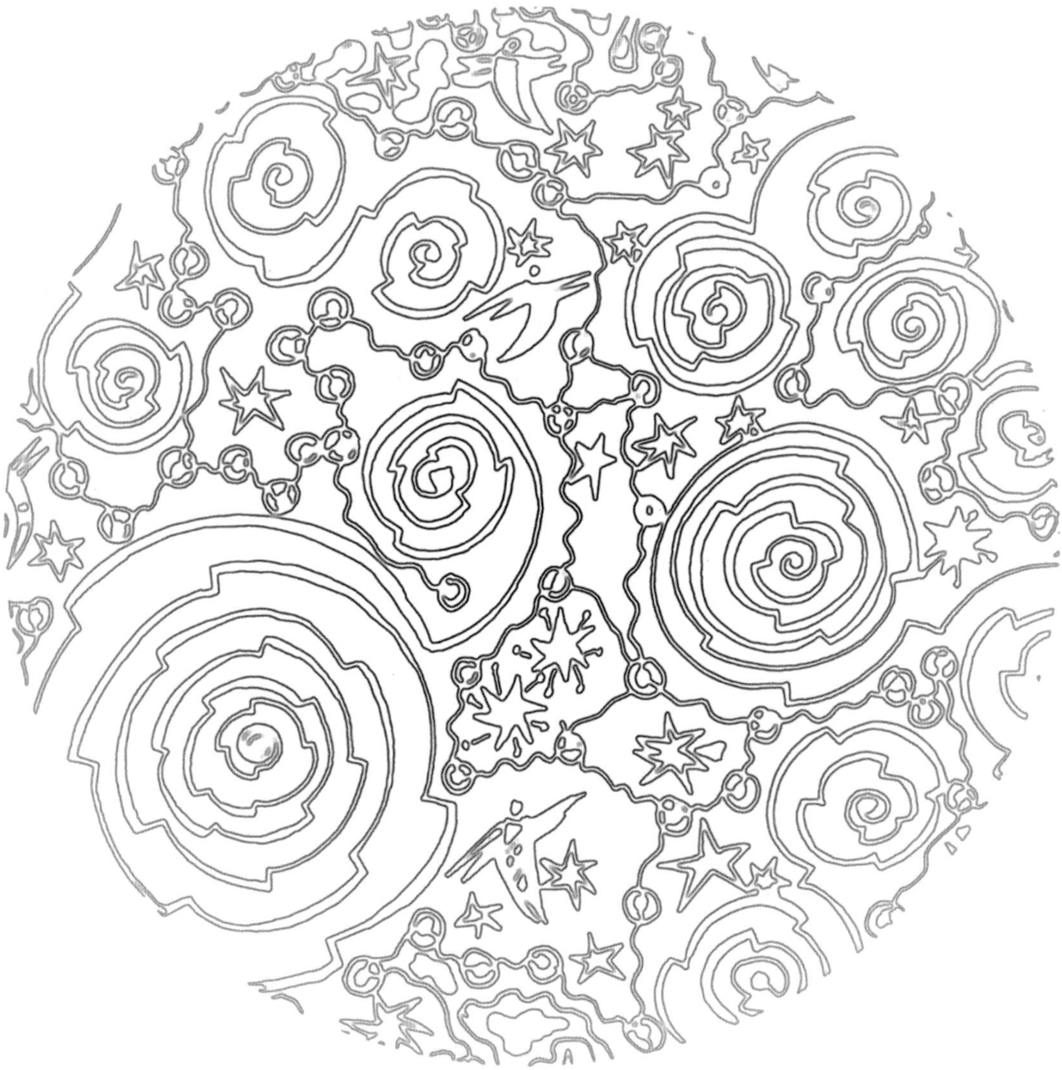

Und dann stell dir vor … wie deine Zellen, ganze Zellverbände … durch deine Informationen und deine liebevolle Zuwendung aufblühen …

Wie sie es genießen, wenn du für gute Lebensbedingungen sorgst … ihre Schönheit feierst … und dich für ihren unermüdlichen Einsatz bedankst …

Und weil gerade kranke Zellen besondere Aufmerksamkeit brauchen … um ihre Selbstheilung zu stärken … schaue freundlich auf sie … und finde heraus, was ihnen fehlt … Und auch die, die sich unkontrolliert ausbreiten, wollen verstanden werden … bevor sie vergehen … und durch gesunde, vitale Zellen ersetzt werden …

Und je besser du deine Zellen mit Informationen … und guten Nährstoffen versorgst … je mehr Liebe und Wohlwollen du ihnen schenkst … je mehr du sie annimmst … und als Teil von dir liebst … umso besser werdet ihr gedeihen … in Liebe und Dankbarkeit …

Male deine Vorstellung von gesunden Zellen und Zellverbänden in die Mandalas hinein. Plagen dich Vorstellungen von kranken Zellen, male sie aus dir heraus in ein Mandala hinein und übergib es anschließend dem reinigenden Feuer.

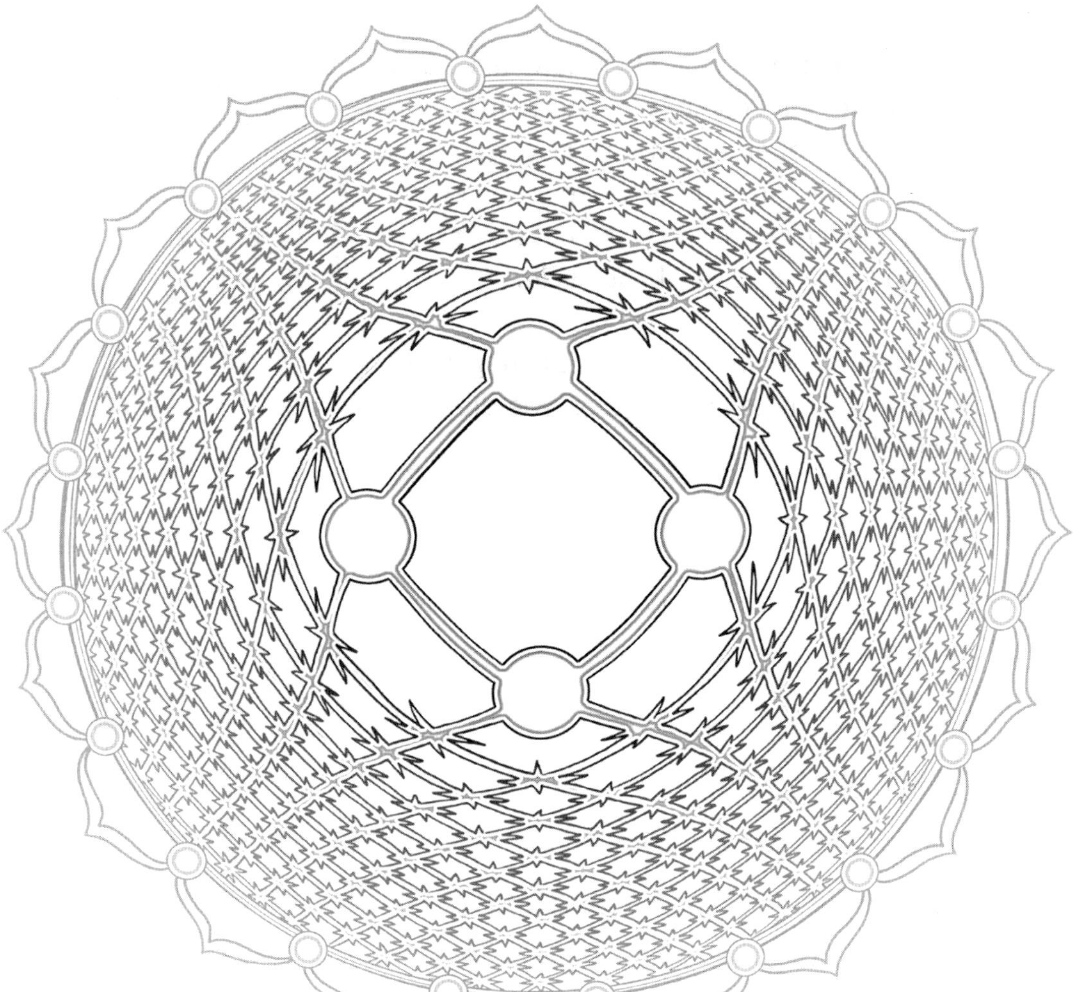

FREI WERDEN

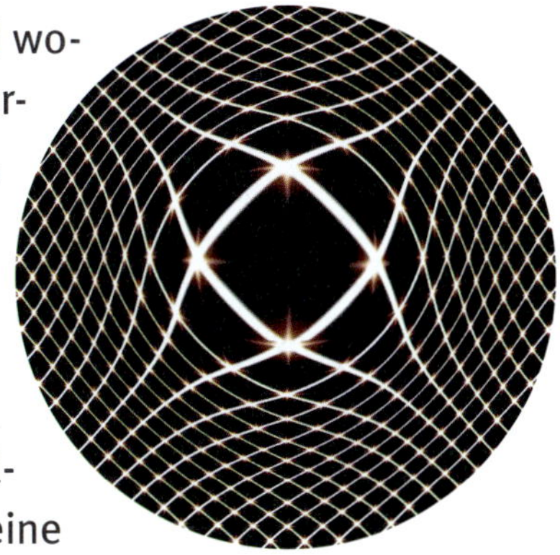

In dieser Übung kannst du herausfinden, ob und wodurch deine Selbstheilungskräfte behindert werden. Unverarbeitete Erfahrungen, Angst, Ärger, Schuldgefühle und limitierende Überzeugungen wie *Ich habe nicht verdient, dass es mir gut geht!* können solche Blockaden sein.

Überzeugungen sind keine in Stein gemeißelten Wahrheiten, genauso wenig, wie die Erde eine Scheibe ist.

Und bevor du beginnst, in eine Trancetiefe deiner Wahl zu gehen … lenke deine Aufmerksamkeit in deinen Körper … nimm wahr, ob du bequem sitzt oder liegst … ob dein Gewicht gleichmäßig verteilt ist … und irgendwo in deinem Körper … sich verspannte Muskeln lockern wollen … Vielleicht in deinen Armen und Beinen … in deinen Schultern … vielleicht in deiner Stirn oder im Kieferbereich …

Mit jedem Einatmen … und jedem tiefen Ausatmen … gelingt es dir, dich mehr und mehr zu entspannen … Abstand zu gewinnen … je tiefer du in deine innere Welt eintauchst …

Stell dir vor, in dir ist ein weiter Raum … Dein Alltagsbewusstsein betritt ihn nur selten, weil es ständig mit anderen Dingen beschäftigt ist …

Aber jetzt nimmst du dir die Zeit und schaust in deiner inneren Welt … auf die gesunde Version deiner selbst … frei von Schmerzen, frei von Beeinträchtigungen …

Du, wie du gesund und kraftvoll … voller Energie und Lust dein Leben genießt … mit allen Sinnen … hören, riechen, schmecken … erinnern und fühlen ... Bilder aufsteigen lassen ... von guten Zeiten ... voller Gesundheit und Glück ...

Später, beim Mandala-Malen, kannst du dir alle Zeit nehmen, die du brauchst ... um diese Bilder und deine Gefühle so lebhaft und bunt wie möglich festzuhalten ...

Und wenn du möchtest ... kannst du jetzt neben deinem Gesunden Selbst ... die Vorstellung von dir auftauchen lassen, die sich an Körper ... Geist ... oder Seele ... krank, ausgelaugt oder beschädigt fühlt ...

Einfach vorstellen ... und schauen ... wie sie sich dein Gesundes von deinem angeschlagenen Selbst unterscheidet ... und worin sie sich gleichen ... was sie dir sagen wollen ... jetzt oder später beim Malen ...

Wenn du möchtest ... kannst du dein Gesundes Selbst zu deinem Ratgeber berufen ... um mit ihm zusammen notwendige Korrekturen einzuleiten ...

Vielleicht rät dir dein Gesundes Selbst, die beiden Versionen in Kontakt miteinander zu bringen ... Möglicherweise haben sie sich etwas mitzuteilen ... oder sie wünschen sich etwas voneinander ... Vielleicht wollen sie sich helfen ... einander verwandeln ...

Beispielsweise könnte das Gesunde Selbst ... dich darauf aufmerksam machen ... dass du in eine Umwelt hineingeboren wurdest ... deren Vorstellungen, Überzeugungen und Regeln dich prägen ... die dir sagt, was du glauben sollst ... was du für wahr ... und was du für falsch halten sollst ... und die bewirken ... was du am Ende über dich selbst glaubst ...

Und einerseits sind Gemeinschaften wie ein Netz ... das Sicherheit bietet und dich hält ... andererseits schränken sie dich ein ... und hindern dich daran, dein Gesundes Selbst zu verwirklichen ... deinen Weg zu finden ... jenseits von Einflüsterungen und Denkschablonen ...

Stell dir vor, du bist sicher und geborgen im Netz deiner Lieben ... in deiner vertrauten Welt ... und doch, hin und wieder, jetzt ... zieht es deinen freien Geist hinaus aus dem Netz ... hinaus in die Weiten des Alls ...

Und dort draußen, an der Seite deines Gesunden Selbst ... weitet sich dein Blick ... und du siehst dich mit dem zeitlosen Geflecht deiner Ahnen verbunden ... mit Freundinnen und Gefährten ... du siehst dich in deinen sozialen Beziehungen ... eingebunden und sicher ...

Doch an einigen Stellen hindern dich deine Überzeugungen und unbewusste Verstrickungen mit anderen Menschen daran ... frei zu sein ... ungebunden ... dein ganz eigenes Potenzial zu entfalten ... deine wahre Größe zu erkennen ... der Kraft deines Gesunden Selbst zu vertrauen ... deinem eigenen Sinn zu folgen ...

Und wenn du bereit bist, kannst du jetzt in Verbindung mit deinem Gesunden Selbst ... dich freisprechen, indem du dir gelobst:

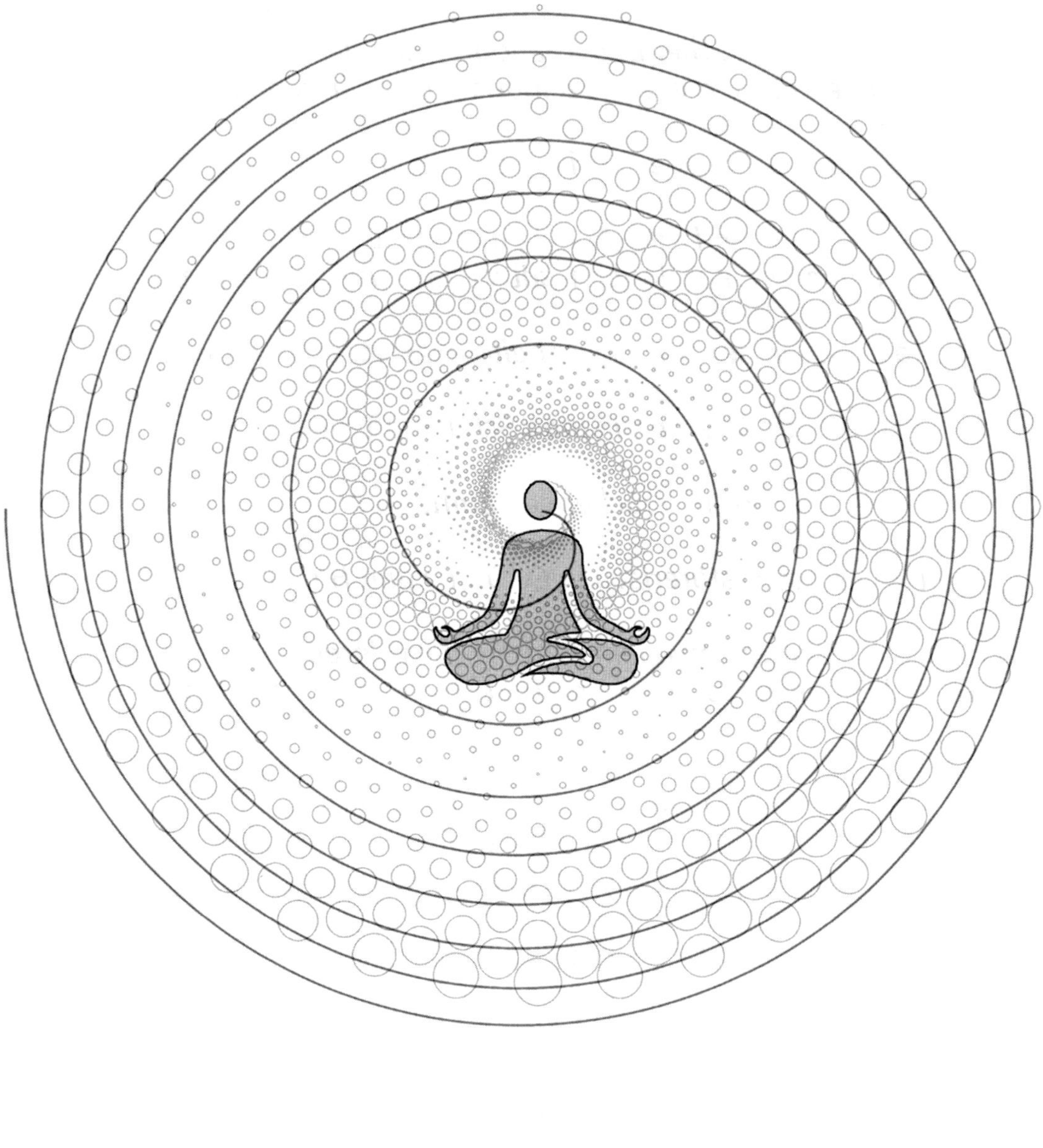

… Hier und jetzt öffne ich mich
auf allen körperlichen, geistigen und seelischen Ebenen

meinem universellen Sein …

und erlaube mir, mich zu lösen
von einengenden Glaubenssätzen und Überzeugungen …

von allen in der Vergangenheit geleisteten Schwüren …

von übernommenen Schuldgefühlen …

krank machenden Einflüssen …

und selbstzerstörerischen Gefühlen und Handlungen …

sowie von allem vergangenen Unrecht …
das ich in diesem oder einem früheren Leben erfahren habe …

Ich öffne mein Herz und meine Arme …
und bin bereit,
die Fülle und den Segen
des Lebens
in Dankbarkeit und Liebe
anzunehmen …

Ich erlaube mir …
mich mehr und mehr zu entfalten …

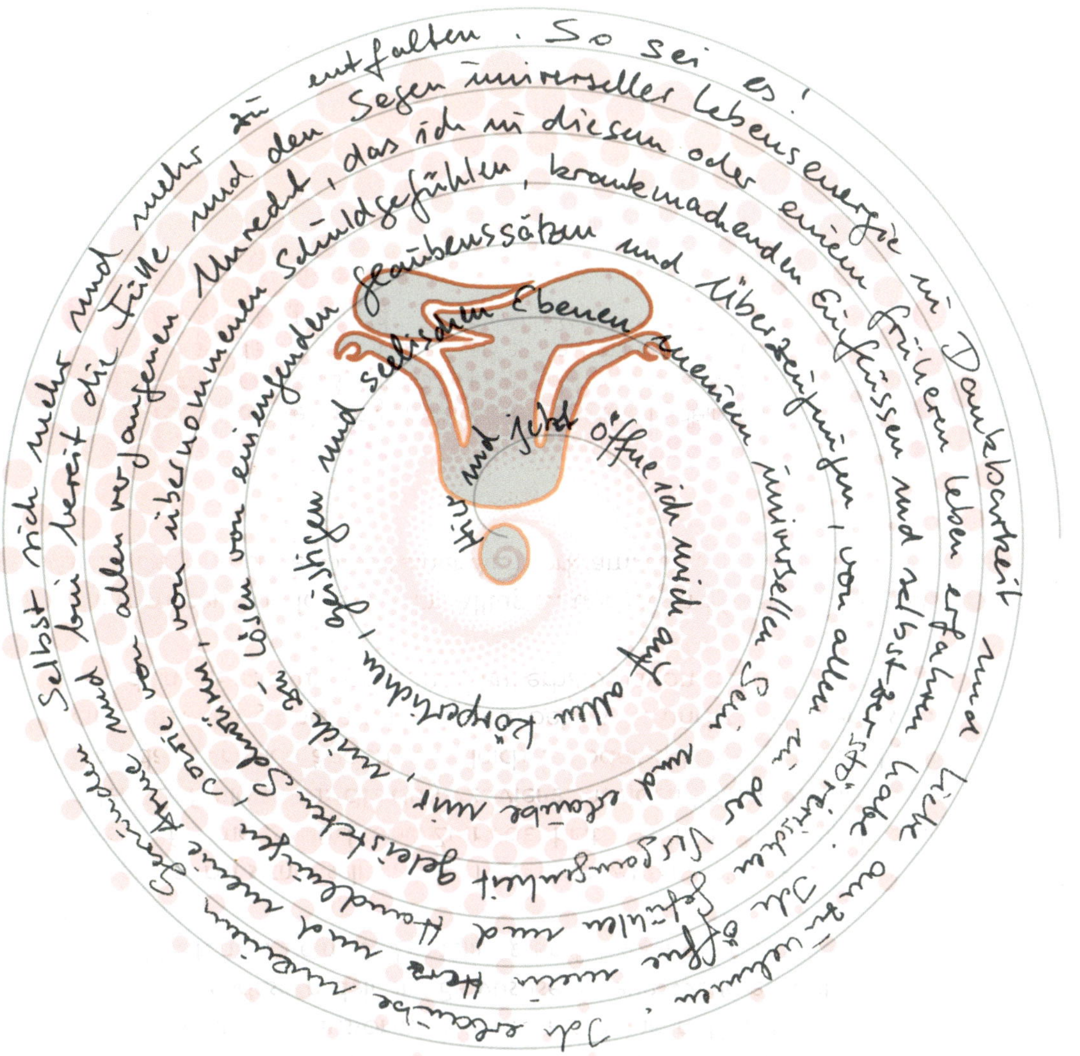
Hier und jetzt öffne ich mich auf allen körperlichen, geistigen und seelischen Ebenen meinem universellen Sein und erlaube mir, mich zu lösen von einengenden Glaubenssätzen und Überzeugungen, von allen in der Vergangenheit geleisteten Schwüren, von übernommenen Schuldgefühlen, krankmachenden Einflüssen und selbstzerstörerischen Gefühlen und Handlungen, sowie von allem vergangenen Unrecht, das ich in diesem oder einem früheren Leben erfahren habe. Ich öffne mein Herz und meine Arme und bin bereit die Fülle und den Segen universeller Lebensenergie in Dankbarkeit und Liebe anzunehmen. Ich erlaube meinem gesunden Selbst sich mehr und mehr zu entfalten. So sei es!

Atme dich frei … mit jedem Atemzug ein wenig mehr … und lass die Lebensenergie in dir tanzen … Lass dein Gesundes Selbst ausgediente Muster übermalen … transformieren … Lass deine natürliche Lebensfreude sprießen … sodass in deinem Bewusstsein neue Wege entstehen … neue Möglichkeiten … deine Selbstheilungskräfte zu stärken …

Und du kannst sicher sein … dies ist erst der Anfang einer abenteuerlichen Reise … für mehr Glück und Zufriedenheit … für Erfolg … und für viele andere Gefühle … für die du jetzt vielleicht noch keinen Namen hast … Doch das darf sich ändern … gleich … oder später … frei und geborgen … neugierig und mutig … ganz bei dir … und aus dir heraus … im Netz deiner Beziehungen … und außerhalb davon …

Wahrnehmen und leben … im Alltag … und beim Malen deiner Mandalas … Denn Energie folgt deiner Aufmerksamkeit …

Schreibe die Loslassen-Sätze dieser Übung in dein Mandala von innen nach außen in Form eines Schneckenhauses hinein.
Lasse deine persönlichen Farben der Freiheit, der Freude und der Leichtigkeit in das Mandala fließen.

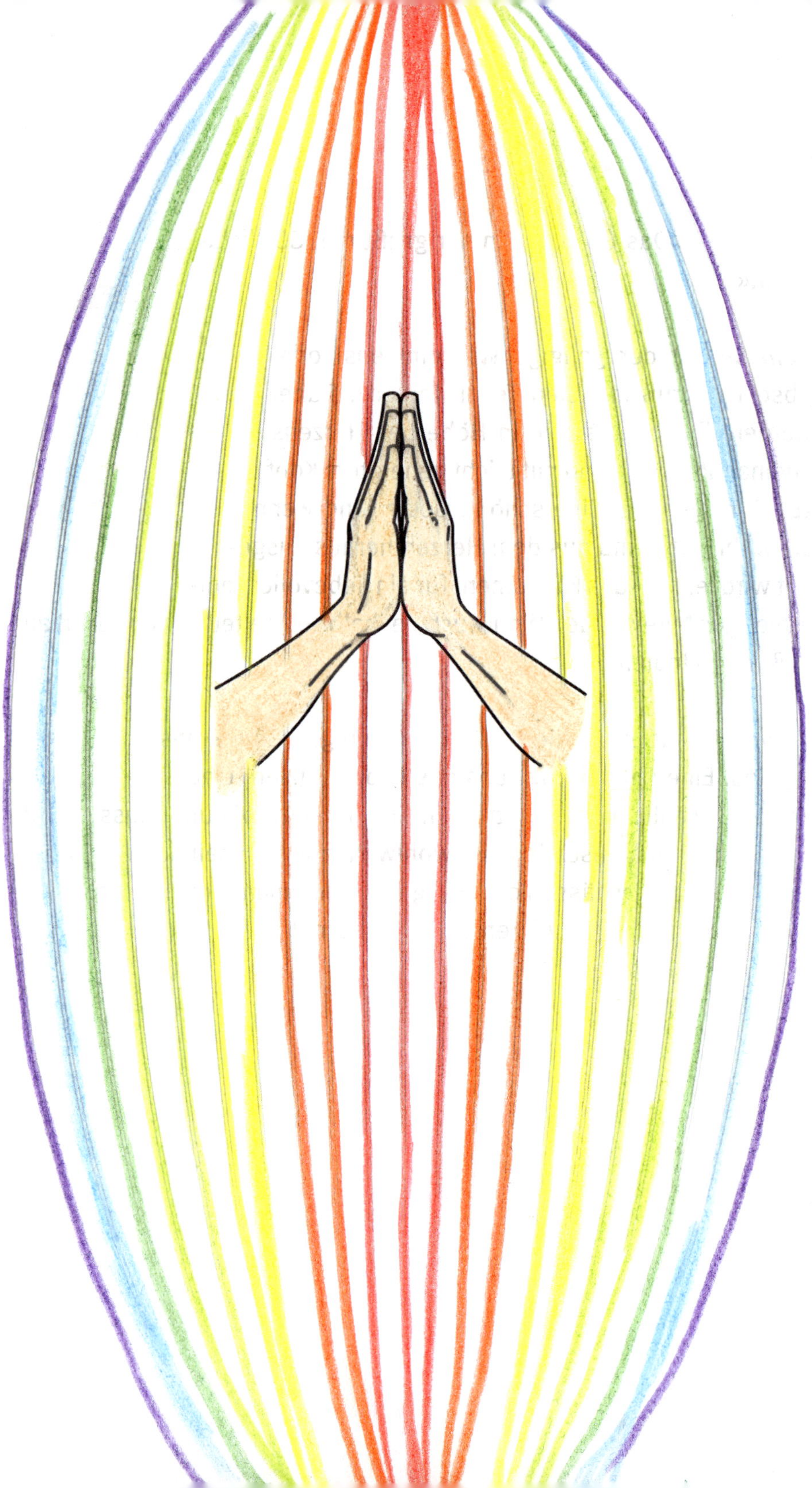

MENSCHENKREISE

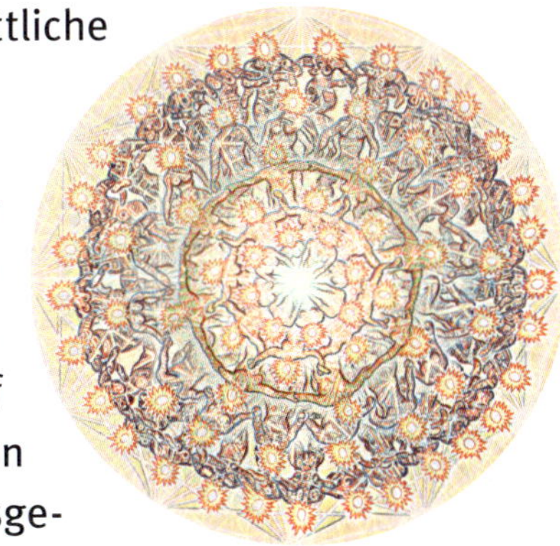

Namasté – »Das Göttliche in mir grüßt das Göttliche in dir.«

Namasté ist der gängige Willkommens- oder Abschiedsgruß in vielen Teilen Indiens. Dabei werden die Handflächen in Höhe des Herzens aneinandergelegt und mit leicht geneigtem Kopf zur Stirn geführt. Eine schöne Geste, und wenn sie wahrhaftig und aus dem Herzen heraus ausgeübt wird, ein solides Fundament für ein liebevolles, ehrerbietiges Miteinander. Wohl auch deshalb verbreitet sich der Gruß auch außerhalb Indiens.

Namasté baut eine Brücke zwischen den großen Gegensätzen unseres Lebens. Einerseits drängt uns das Leben, unsere eigensinnige, einzigartige Persönlichkeit zu entfalten. Andererseits will und muss sich das soziale Wesen Mensch in einer wohlwollenden Gemeinschaft beheimatet fühlen. Beides lässt sich häufig nicht miteinander vereinbaren. Notwendige Grenzen kollidieren dann gerne mit unserer Sehnsucht nach Hingabe und Frieden.

Wie meisterst du den täglichen Spagat zwischen deinen persönlichen Bedürfnissen … und den Kompromissen, die eine harmonisch funktionierende Gemeinschaft verlangt? …

Verfügst du einerseits über eine ausreichend große Portion Selbstliebe … wenn es um deine eigenen Werte und Wünsche geht? … Kannst du andererseits eine kompromissbereite Haltung zum Wohle aller annehmen? …

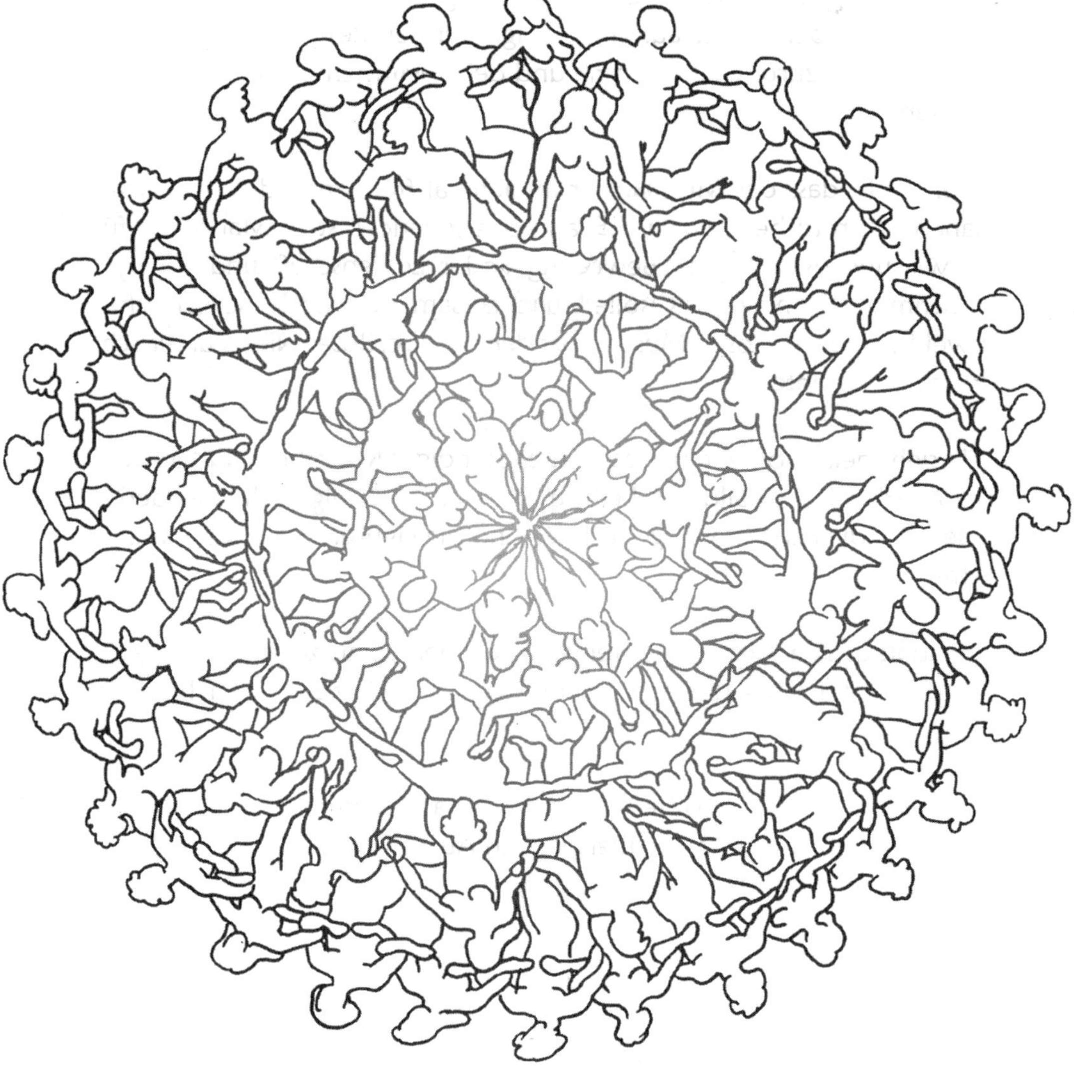

Kannst du je nach Lage klar entscheiden, ob deine oder die Bedürfnisse anderer wichtiger sind? ... Ebnest du Wege für ein ko-kreatives Miteinander ... in dem jeder auf einzigartige Art Teil des Ganzen ist ... oder ziehst du dich zurück ... wenn du und deine Mitmenschen verschiedener Meinung sind? ...

Jeder weiß, dass das Miteinander manchmal fröhlich und heiter ... und manchmal in trübe Grau- und Brauntöne getaucht ist ... Manchmal fühlen wir uns als Teil einer Bewegung voller Leidenschaft und Drang ... manchmal fühlen wir uns isoliert und einsam ... Manche sehen sich als Juwel in einer farblosen Masse ... andere als wertloses Nichts unter schillernden Diamanten ...

Wie sieht dein momentanes oder auch ständiges Menschenbild aus? ... Ist es ein farbenfrohes Bild voll heiterer Töne ... ein inniges Miteinander? ... Oder sind die Farben eher gedeckt ... und die Figuren scharf voneinander getrennt? ...

Wie fühlt es sich für dich an, Teil einer Gemeinschaft zu sein ... in deiner Familie ... im Kreis deiner Freunde und Freundinnen ... im Kollegenkreis? ...

Fühlst du dich in ihrer Mitte geborgen und angenommen ... oder erlebst du dich als exotischen oder übersehenen Außenseiter ... der im gemalten Ich-Du-Wir-Mandala-Kreis durch grelle oder dunkle Farben auffällt? ...

Und natürlich ist es möglich, dass das gleiche Mandala in deinen unterschiedlichen Gemeinschaften vollkommen anders aussieht ...

Vielleicht malst du deine Ich-Figur im Kreis deiner Familie farbenfroh und ganz oben in das Mandala hinein ... während im Freundeskreis die Konturen zwischen den Figuren verschwimmen ... Oder du betrachtest dich im Kollegenkreis und versteckst deine Ich-Figur unscheinbar und klein zwischen anderen ...

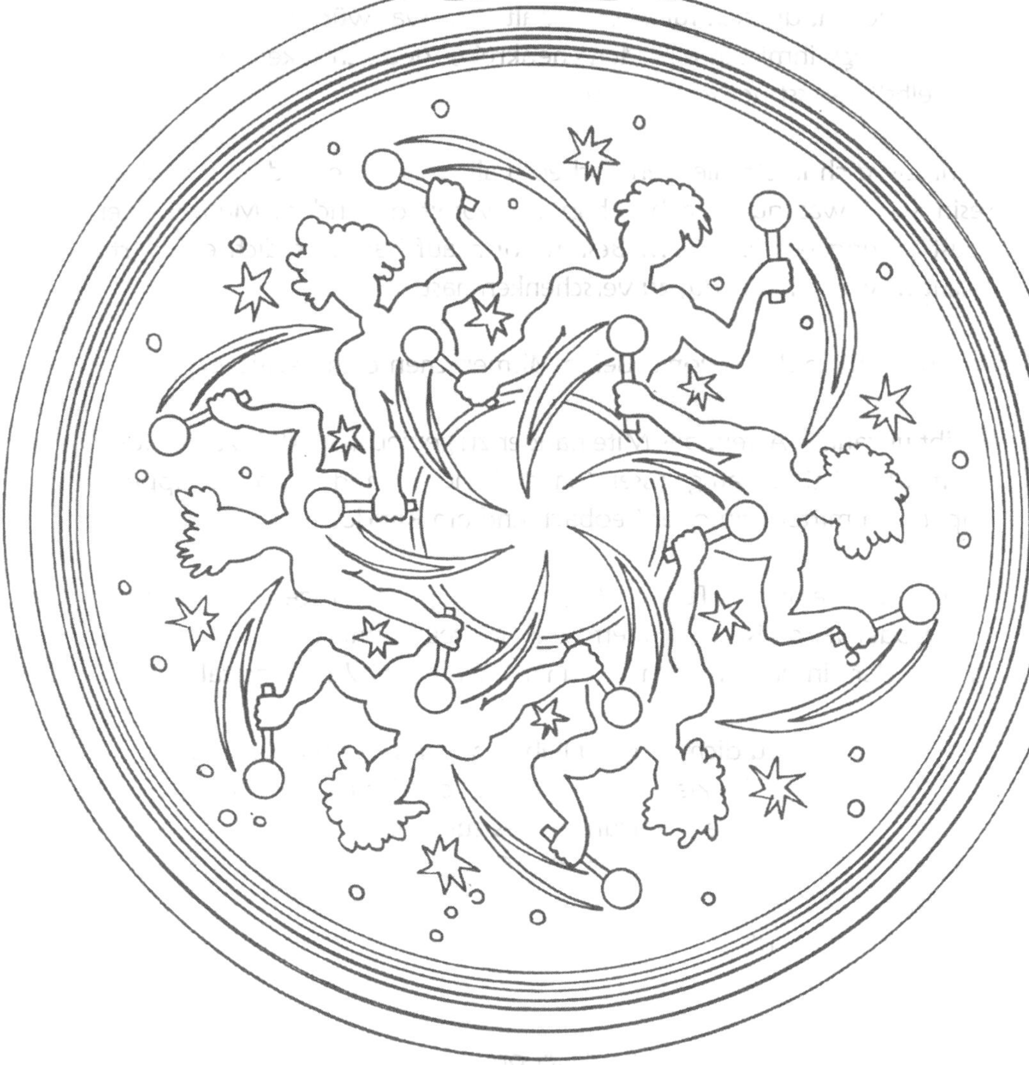

Lass dich überraschen, wo und wie du dich im Menschenkreis wiederfindest … Und solltest du zu den sehr bescheidenen Menschen gehören … oder zu denen, die sich für wertlos halten … was würde wohl passieren, wenn du dich inmitten des Menschenkreises deutlich erkennbar … bunt und selbstbewusst hervorhebtest? …

Wenn du dich in strahlenden Farben malst … während du dich auf das besinnst … was du zu geben hast … womit du andere Menschen erfreust … und bereicherst … Besinne dich auf das, was dich einzigartig macht … was du, nur du, zu verschenken hast …

Und dann frage dich, womit deine Mitmenschen dich beglücken …

Es gibt unzählige Arten, das Miteinander zu genießen … still, zu zweit bei einem Glas Wein … ausgelassen tanzend und singend in einer Gruppe … empathisch mittendrin oder beobachtend am Rande …

Jeder ist auf seine Art Teil des Ganzen … und die Frage ist nicht, ob es richtig oder falsch ist … sondern wie ko-kreativ und wohlgesonnen wir aufeinander einwirken … um miteinander unsere Welt zu gestalten …

Der Moment, da du dich selbst zu lieben beginnst … in jeder Situation … in glücklichen und dunklen Zeiten … gesund oder krank … unscheinbar oder schillernd … ist das Zentrum deines zufriedenen Lebens … der Kern einer harmonischen, funktionierenden Gemeinschaft …

Liebe und Vielfalt ist das Elixier, das Menschen stark macht … sie wachsen und gedeihen lässt …

Wie oft verschenkst du Nähe und Geborgenheit durch eine herzliche Umarmung … oder holst sie dir, wenn du sie brauchst? …

Denn wir alle brauchen Umarmungen … wollen Wärme und Halt spüren … lieben und geliebt werden … so, wie wir sind … und am einfachsten beginnst du damit bei dir selbst …

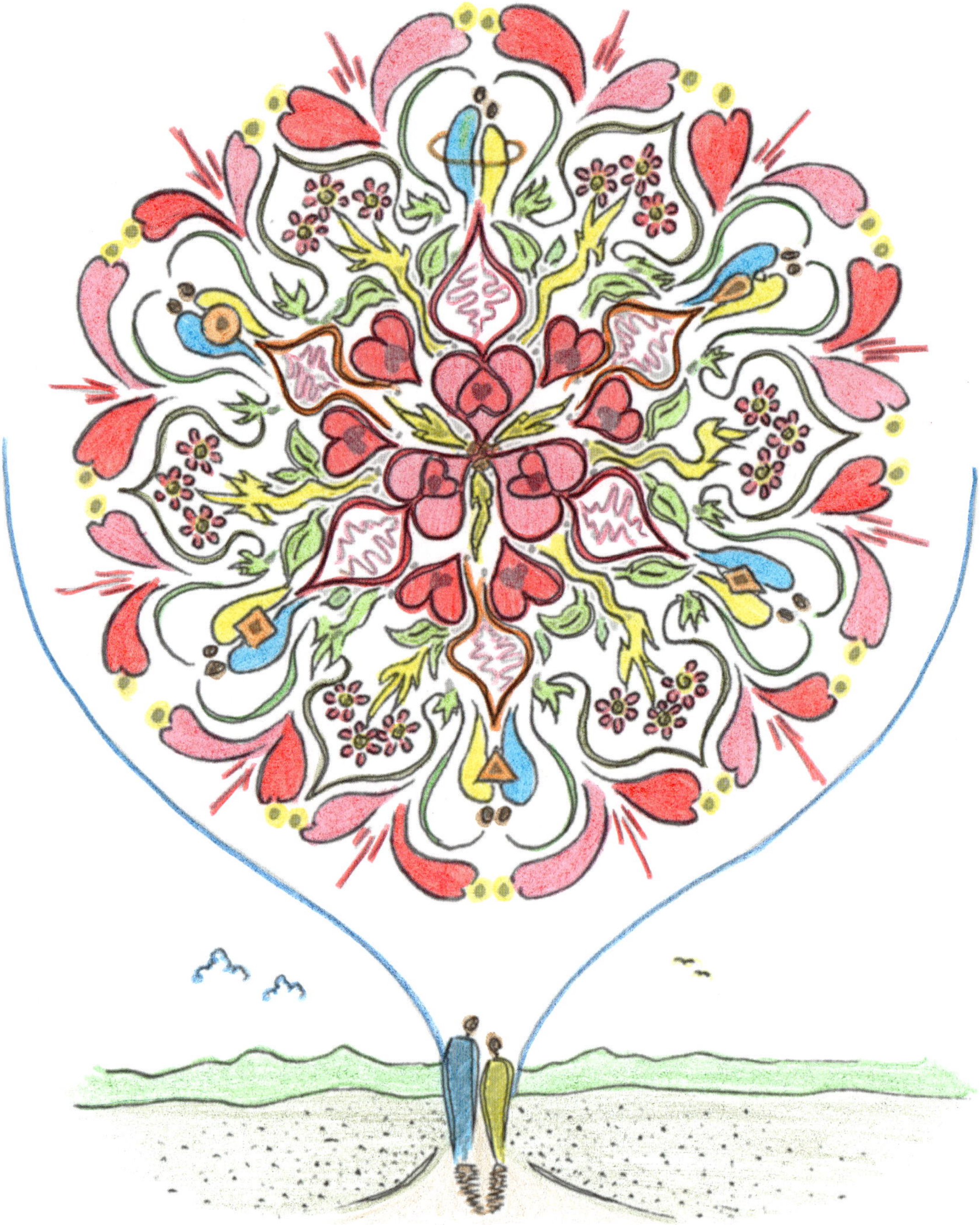

Und natürlich kannst du mit hellen strahlenden Farben auf einer tieferen Ebene Weichen stellen … um den Platz einzunehmen, den du für richtig hältst …

Probier malerisch aus … wie es sich anfühlt, aus der Masse herauszustechen … oder in ihr unterzugehen … und wie unterschiedlich du dich dabei fühlst …

Finde heraus, wie du inmitten der anderen als etwas ganz Besonderes hervorstechen kannst … und doch Teil eines harmonischen Ornaments bist …

Ein funkelndes Juwel … in einem Meer aus Meisterwerken …

Namasté …

Stell dir vor, der innere, der mittlere und der äußere Menschenkreis verkörpern unterschiedliche Gemeinschaften. Deinen Freundeskreis, deine Familie, dein Berufsfeld, deinen Verein oder Chor. Finde deinen Platz in den unterschiedlichen Menschenkreisen. Experimentiere und spiele mit deinen verschiedenen Facetten. Male, versöhne und heile dich in deinen Beziehungen.

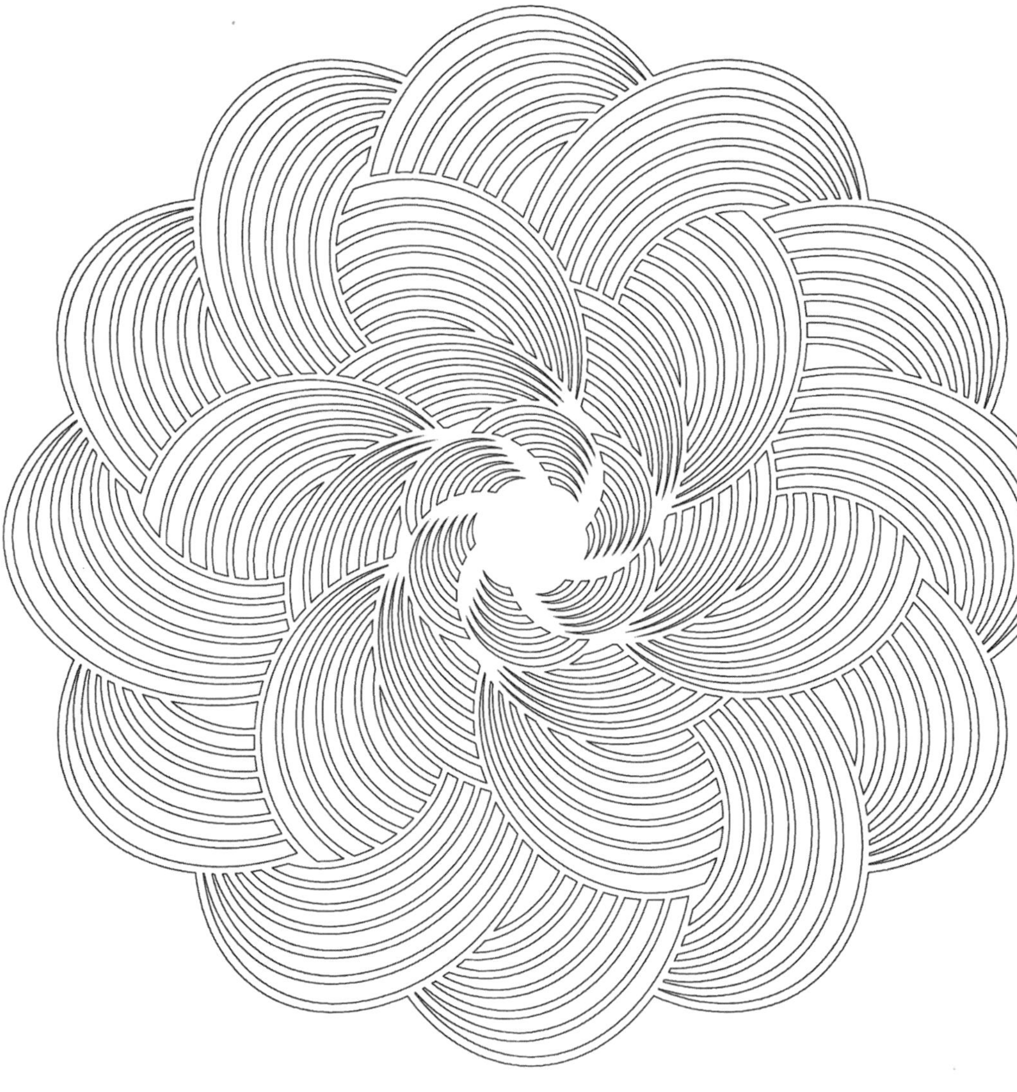

ZAUBERFORMEL DANKBARKEIT

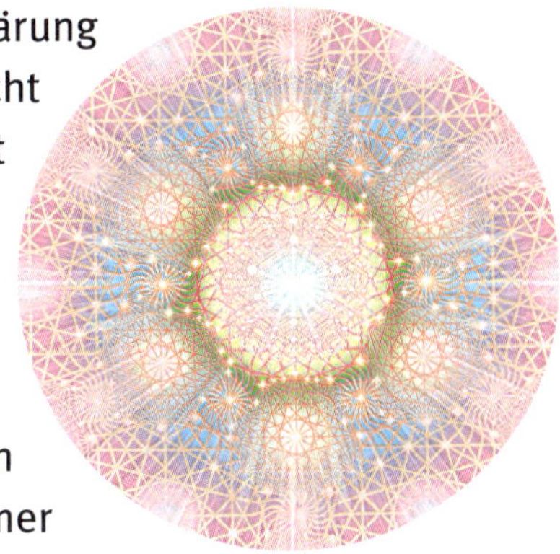

Jedes Gefühl von Dankbarkeit ist eine Liebeserklärung an das Leben. Und wie jeder Liebesbeweis macht Dankbarkeit dich glücklicher, je öfter du sie fühlst und verschenkst.

Doch nicht nur das, Dankbarkeitsübungen unterstützen auch das Heilen von Krankheiten. Mittlerweile geht man davon aus, dass sie gegen Angst- und Panikattacken helfen und ein wirksamer Schutz gegen Depressionen sind.

Denn Gefühle wie Angst, Wut, Neid oder Groll können nur schwer neben dem Gefühl der Dankbarkeit existieren. Es ist fast unmöglich, dankbar und zugleich zornig oder neidisch zu sein. Sich in Dankbarkeit zu üben, hebt unser Glücksniveau um bis zu 25 Prozent, weil das Gefühl der Dankbarkeit unsere Neigung zu Sorgen und Grübeleien durch Zuversicht ausgleicht. Auch posttraumatischer Stress lässt sich damit spürbar lindern. Dankbarkeit sorgt aber nicht nur für mehr Ausgeglichenheit, sie senkt den Blutdruck und schützt das Herz, indem sie den Herzrhythmus beruhigt und harmonisiert.

Testpersonen, die über zehn Wochen ein Dankbarkeitstagebuch führten oder sich jeden Abend auf fünf Dinge besannen, für die sie im Laufe des Tages dankbar gewesen waren, fühlten sich vitaler und verspürten mehr Lebensfreude. Körperliche Symptome wie Rücken- oder Kopfschmerzen sowie Muskelverspannungen und Schwindel reduzierten sich deutlich. Die Testpersonen gingen seltener zum Arzt, schliefen besser und länger und fühlten sich leistungsfähiger und zufriedener. Ein Effekt, der bei erneuter Befragung auch nach der Studie anhielt. Die Probanden sammelten weiterhin dankbare Momente.

Dankbarkeit zu kultivieren, bedeutet, sich weniger zu ärgern und mehr zu genießen. Innere Dialoge klingen freundlicher, das Selbstwertgefühl steigt, und man kann leichter mit Belastungen umgehen.

Wer sich auf Fülle statt Mangel ausrichtet, wird hilfsbereiter, großzügiger und freundlicher, und das wiederum stärkt soziale Beziehungen – übrigens sogar dann, wenn du das *Danke* nicht aussprichst. Allein die innere Haltung verändert deinen Gesichtsausdruck, deine Art zu reden, deine ganze Ausstrahlung.

Dankbarkeitsübungen nehmen nicht den Schmerz und die Trauer fort, aber sie nehmen Krisen die Schärfe, indem sie deine Aufmerksamkeit auf Dinge lenken, die trotz allem gut sind; und das wiederum setzt eine Aufwärtsspirale in Gang. Denn eine liebevolle Grundstimmung ist der beste Nährboden, um noch mehr Gutes zu entdecken, sowohl im eigenen Leben als auch in familiären und sozialen Beziehungen.

Jedes Danke ist eine Liebeserklärung an das Leben … und ein mächtiges, heilsames Gefühl … und es ist leicht zu erzeugen … Du brauchst dich nur so bequem wie möglich hinzusetzen oder -legen … deinen Atem ein- und wieder ausfließen zu lassen … ganz entspannt und locker … dich nach innen zu wenden … und dich an eine Situation in den vergangenen zwölf Stunden zu erinnern … für die du dankbar bist …

Jeder von uns hat viele Gründe, dankbar zu sein … ein gemütliches Zuhause … vielleicht mit einem Partner und einem Kind …

Vielleicht bist du deinem Hund oder deiner Katze dankbar … deinen verständnisvollen Kollegen …

Vielleicht bedankst du dich für Hilfe und Unterstützung … für vertrauensvolle Ärzte und Therapeuten …

Oder dafür, dass du gutes Essen genießen … Musik hören … und an Blumen riechen kannst … Vielleicht bist du dankbar für eine Arbeit, die Spaß macht … oder dafür, gerade nichts tun zu müssen …

Es gibt jeden Tag viele, viele Möglichkeiten, dankbar zu sein … denn es muss nichts Besonderes sein … um es mit dem Glanz deiner Dankbarkeit zu verschönern …

Und wenn du jetzt diese Situation genauer betrachtest … was zeichnet sie aus? … Wofür genau bist du dankbar? … Für einen besonderen Ort? … für Zuneigung und Liebe? …für Anerkennung? … Vielleicht bist du über dich hinausgewachsen … oder du hast etwas gelernt …

Und ganz gleich wie groß oder klein das Ereignis ist … was zählt, ist dein Gefühl von Dankbarkeit … für eine Nachricht … eine Überraschung … für eine Begegnung mit Menschen oder Tieren … die dich in den letzten zwölf Stunden erfreut haben … denen du etwas verdankst … oder denen du etwas schenken durftest …

Und es ist nicht wichtig, ob du jeden Tag für die gleichen Dinge dankbar bist … oder immer wieder einen neuen bunten Strauß dankbarer Momente sammelst … Nimm einfach wahr, wofür du jetzt gerade dankbar bist … was dir ein Lächeln ins Gesicht zaubert … und was dein Herz erfreut …

Wie fühlt es sich an, wenn du dankbar bist? …

Und weil du weißt, dass Dankbarkeit ein effektives Mittel gegen Ärger, Verzagtheit und Angst ist … kannst du dir die Frage stellen: Was habe ich dazu beigetragen … damit ich dankbar sein kann? …

War es deine innere Haltung? … Vielleicht deine Achtsamkeit … oder deine liebevolle Anteilnahme? …

Und selbst wenn du in manchen Situationen einfach Glück hattest … kannst du künftig viel dafür tun … um so oft wie möglich in diesem Ge-

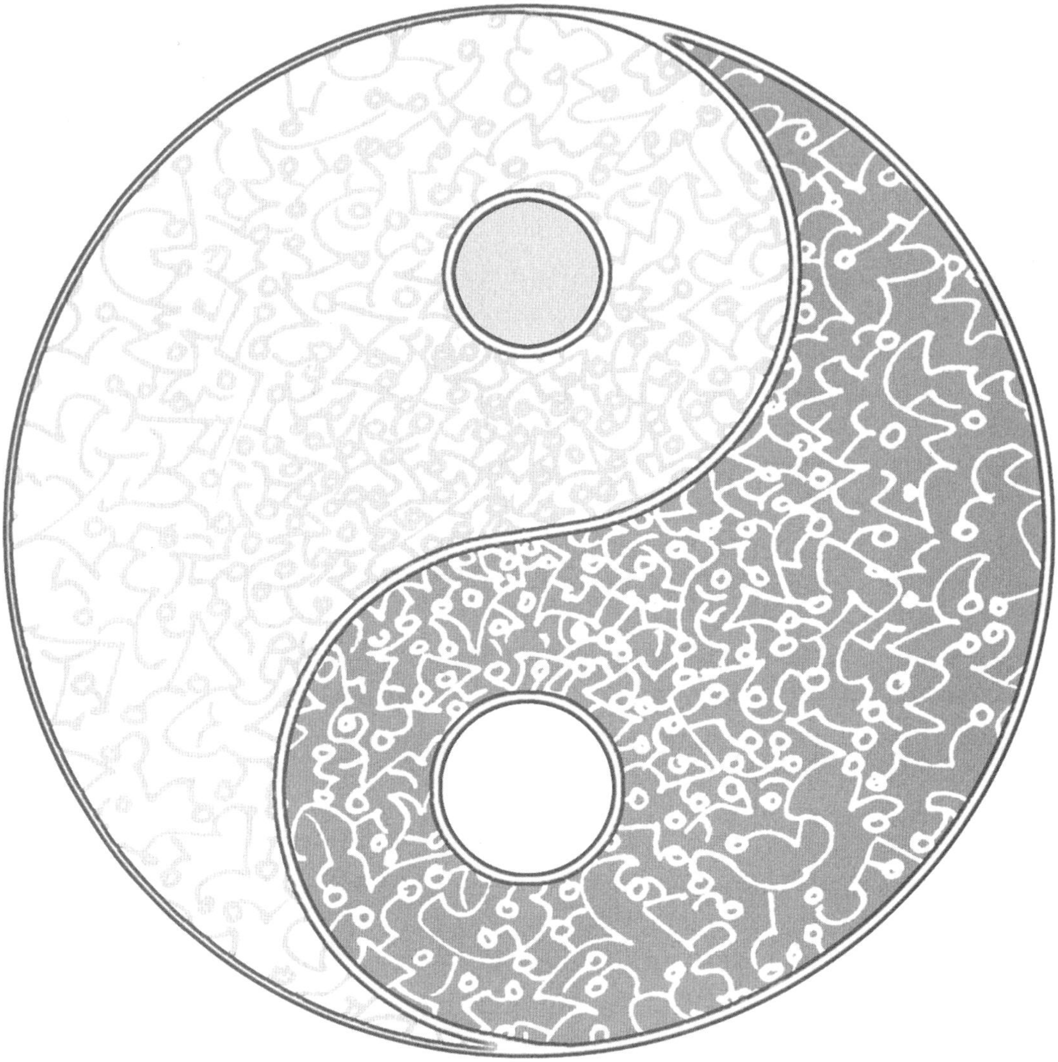

fühl zu schwelgen … einfach indem du dich jeden Abend an fünf Ereignisse erinnerst … für die du dankbar bist …

Und manchmal stellt man nach einer Weile fest … dass alle Situationen unter dem gleichen Stern stehen … etwas gemeinsam haben …

Bei dem einen ist es die Liebe, die alles überstrahlt … bei einem anderen die Freude, allein und selbstbestimmt zu sein … Wieder andere genießen ihre Hobbys … feiern ihre Talente … oder danken dem Schicksal für ihre Lebensumstände …

Stell dir vor … wie du schon tagsüber kostbare Momente der Dankbarkeit sammelst … bewusster wahrnimmst … womit das Leben dich beschenkt … Und schon bist du doppelt dankbar … in eben diesem Moment … und am Ende des Tages … wenn du dich erinnerst …

Und wie wäre es, wenn du diese Übung zu deinem Einschlafritual machst … Tag für Tag … jeden Abend fünf Momente erinnern … und mit angenehmen Gefühlen den Tag ausklingen lassen …

Und natürlich kannst du am Anfang nicht wissen, wie es sein wird … wenn Dankbarkeit zu einer beständigen Liebeserklärung an dein Leben geworden ist …

Aber du kannst sicher sein … es wird dich und deine Lieben bereichern …

Gib deinen Gefühlen von Dankbarkeit Ausdruck, indem du sie als Farbstimmungen, als Formen, Symbole, Worte oder Zeichnungen in die Mandalas hineinmalst. In immer neuen Bildern und Erinnerungen. Denn je öfter du dankbar bist, umso optimistischer fühlst du dich.

SCHLUSSWORT

Liebe Leserin, lieber Leser – liebe Malenden,

vielleicht ist dieses Buch bereits im Laufe des Lesens zu einem einzigartigen, sehr persönlichen Brevier geworden, in dem die kleinen und großen Mandalas wie Trittsteine deinen zurückgelegten Weg illustrieren. Vielleicht hast du aber auch erst den Text zu Ende gelesen und das Malen liegt noch vor dir.

Auch wenn der Text hier zu Ende ist, und dein Mal-Meditations-Buch bunt ausgemalt ist, der Dialog mit deinen Selbstheilungskräften ist ein lebenslanger Austausch. Manchmal intensiver, oft nur als lockerer Abgleich zwischen Körper, Geist und Seele.

Zum Ausklang ein Gebet mit unseren besten Wünschen, sich im Großen wie im Kleinen geborgen zu wissen …

Mutter und Vater unser,

die ihr wohnt im Himmel und auf Erden,
geheiligt werden eure Namen,
in allem, was Erschaffen ist.

Geboren aus dem unbegreiflichen Einen
bringt ihr Licht, Schwingungen
und Sein in die Welt,
damit der große Gesang
von Ewigkeit zu Ewigkeit weiterweht.

Liebe Mutter, lieber Vater,
ich nehme mein Leben von euch als Geschenk

und wachse in meine Welt hinein.

Mögen Liebe und Vernunft der Boden sein,
auf dem mein Tun gedeiht.

In Dankbarkeit – Amen

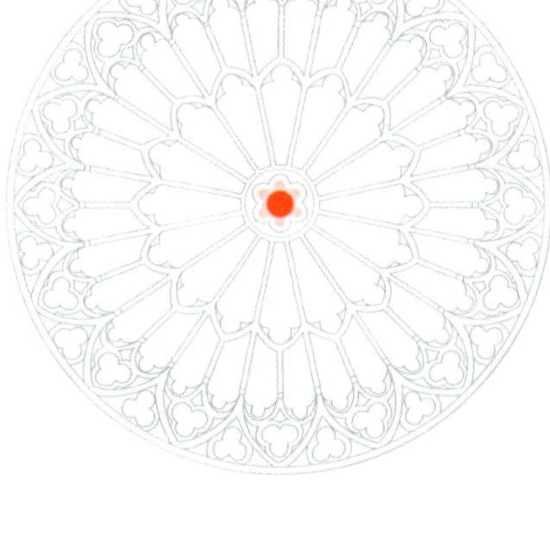

WEITERE MANDALAS ZUM AUSMALEN

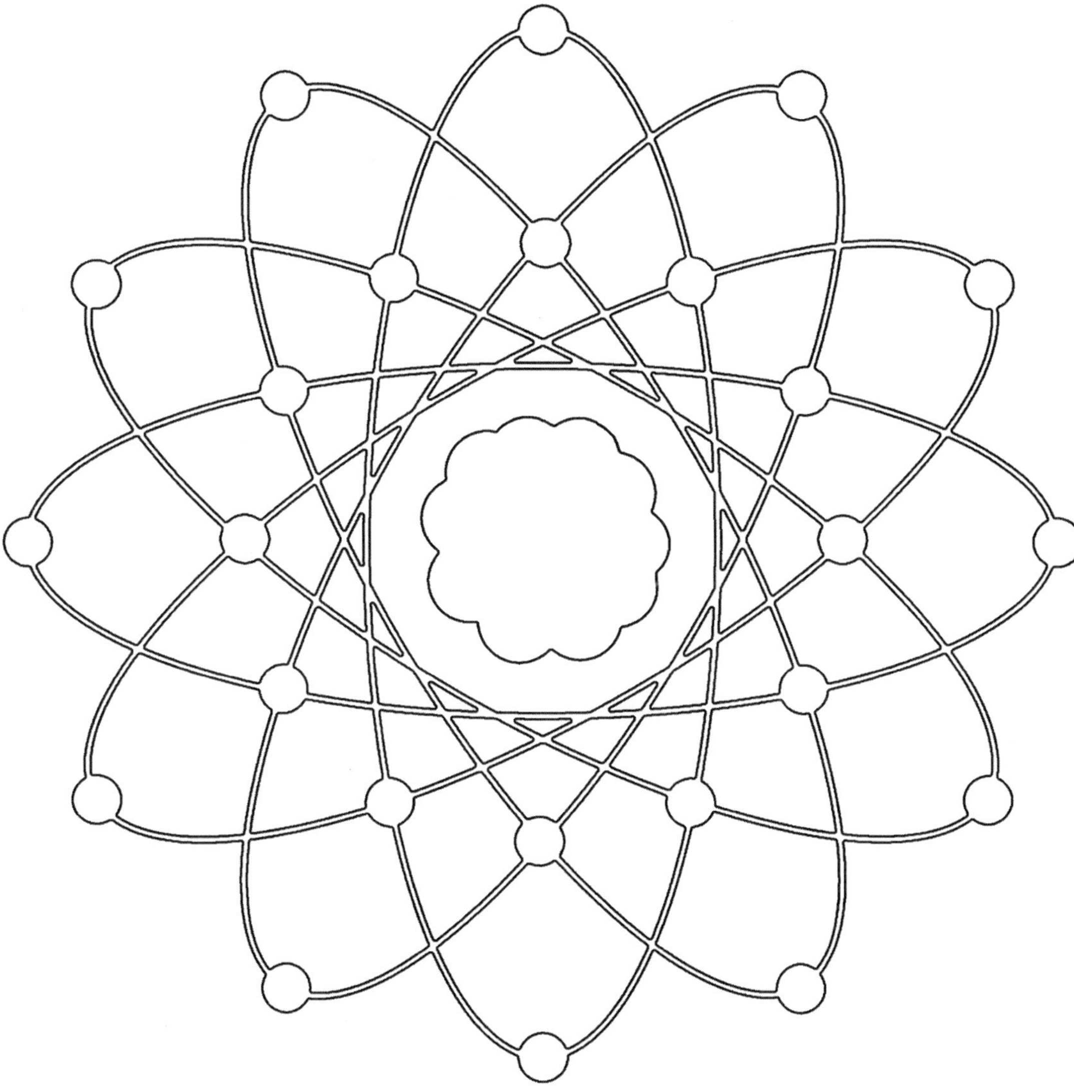

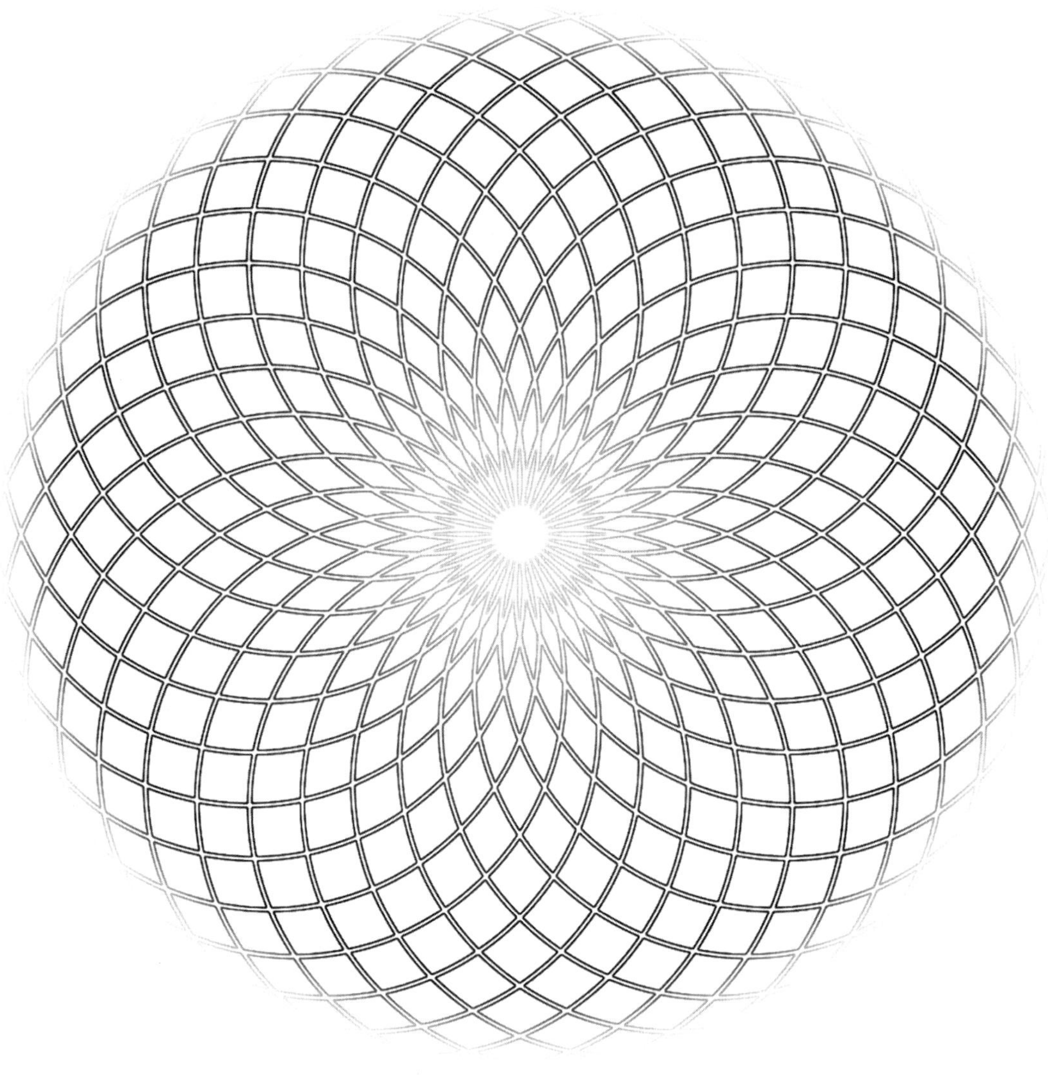

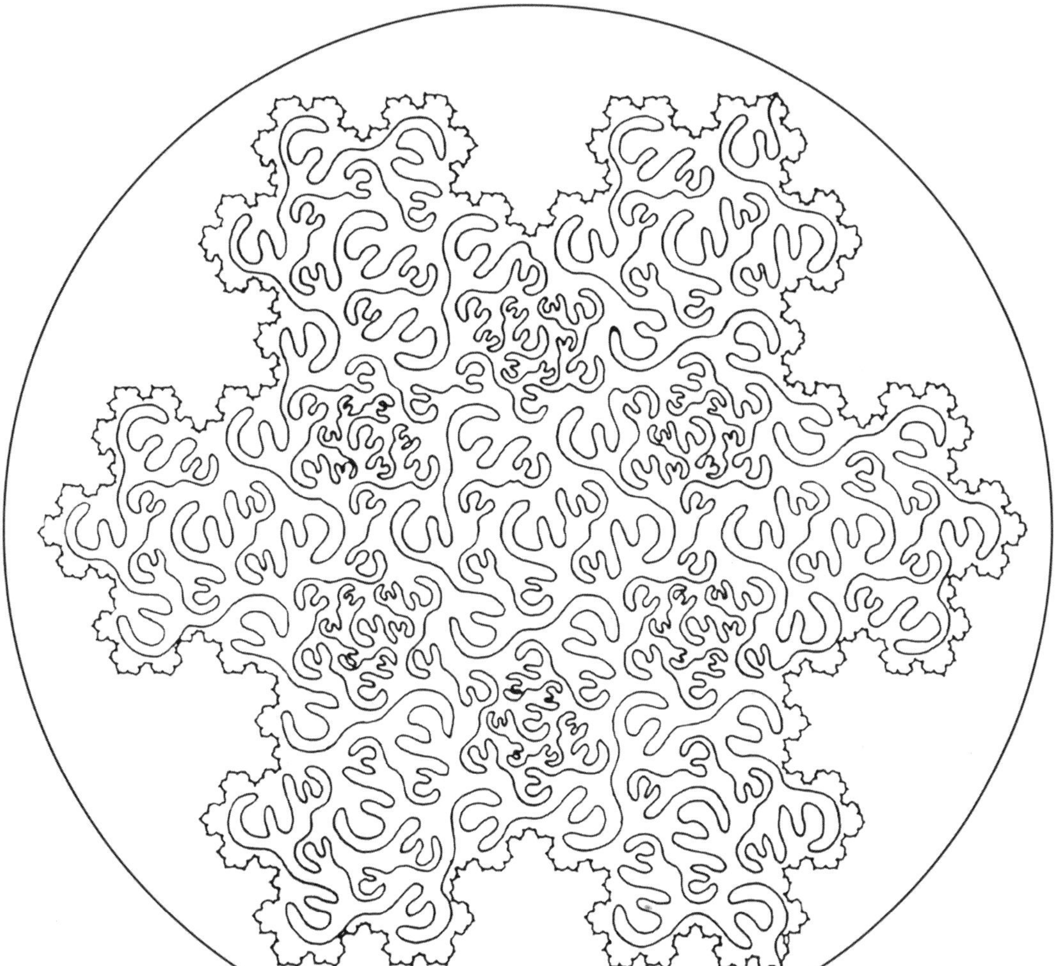

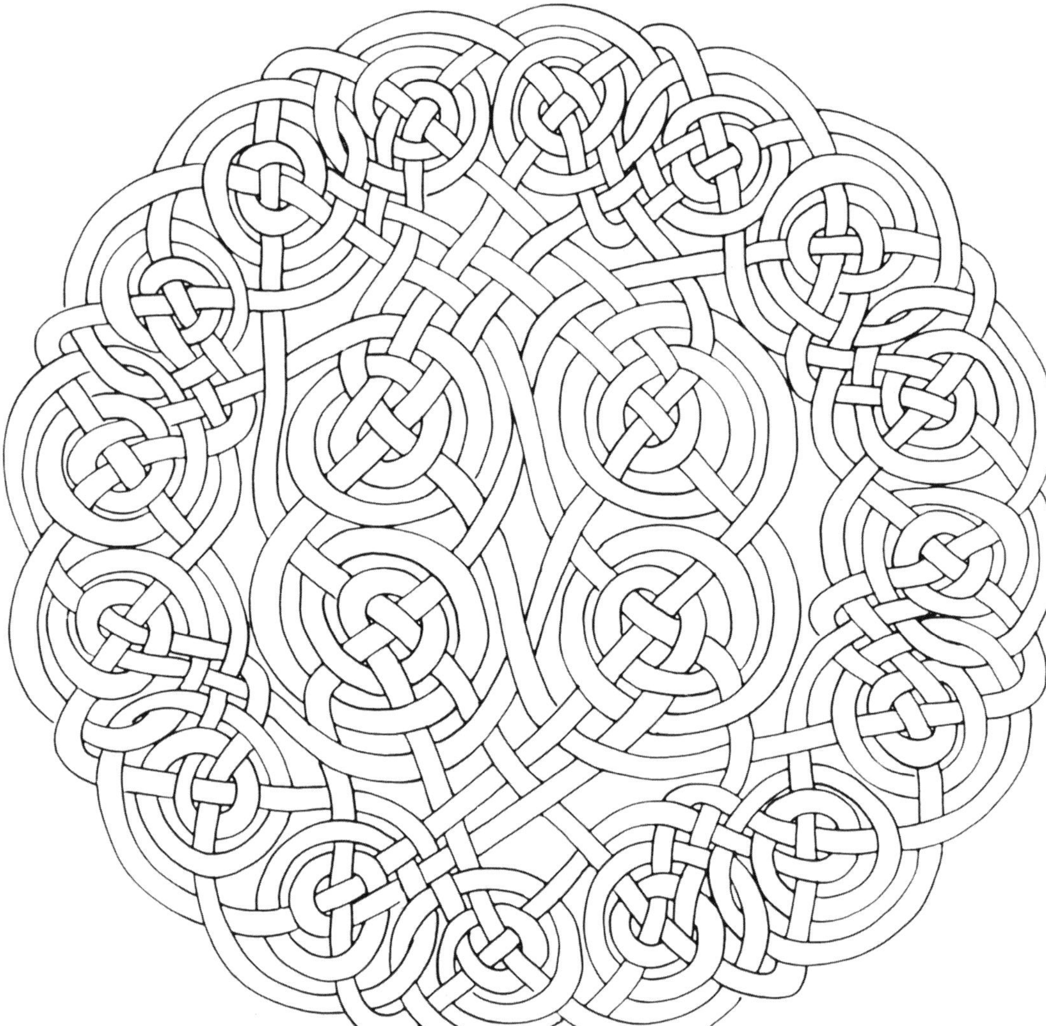

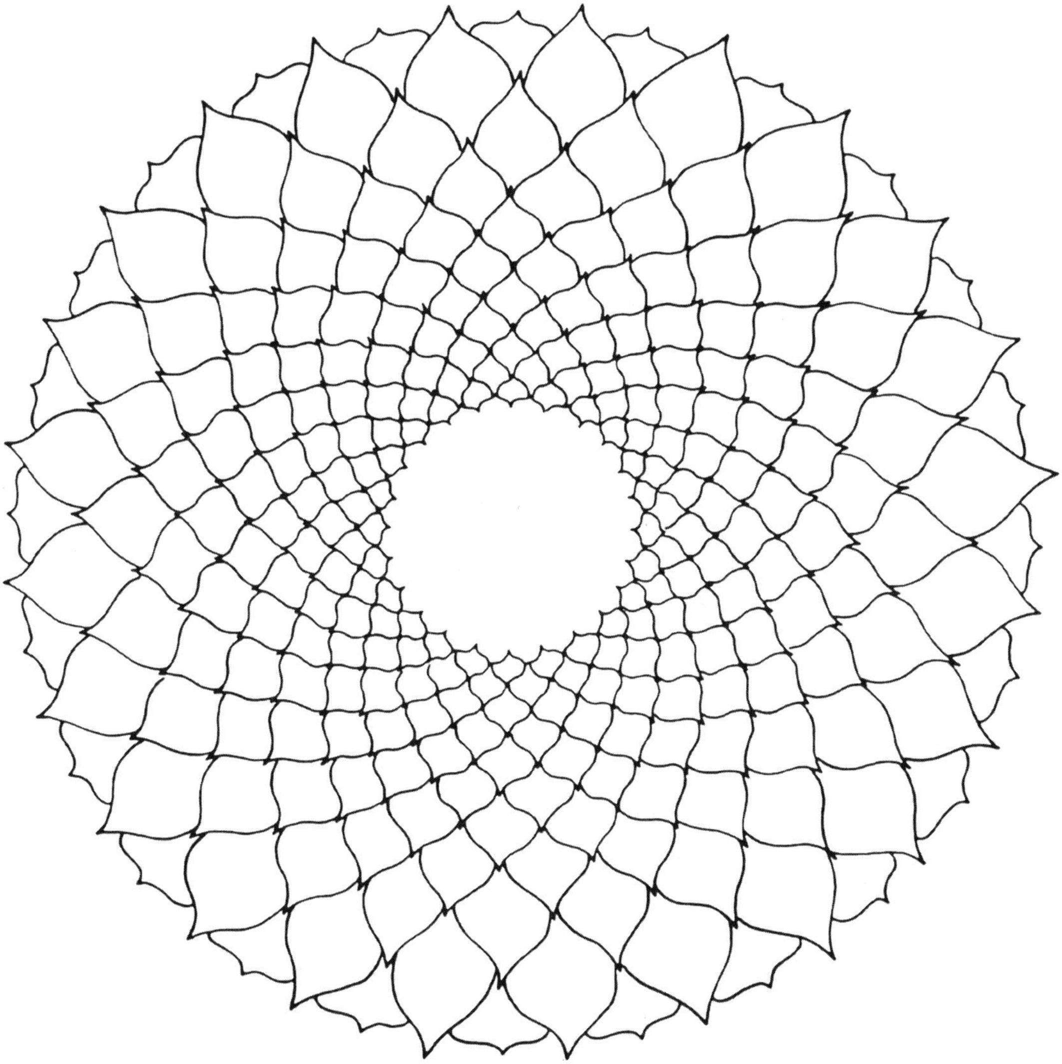

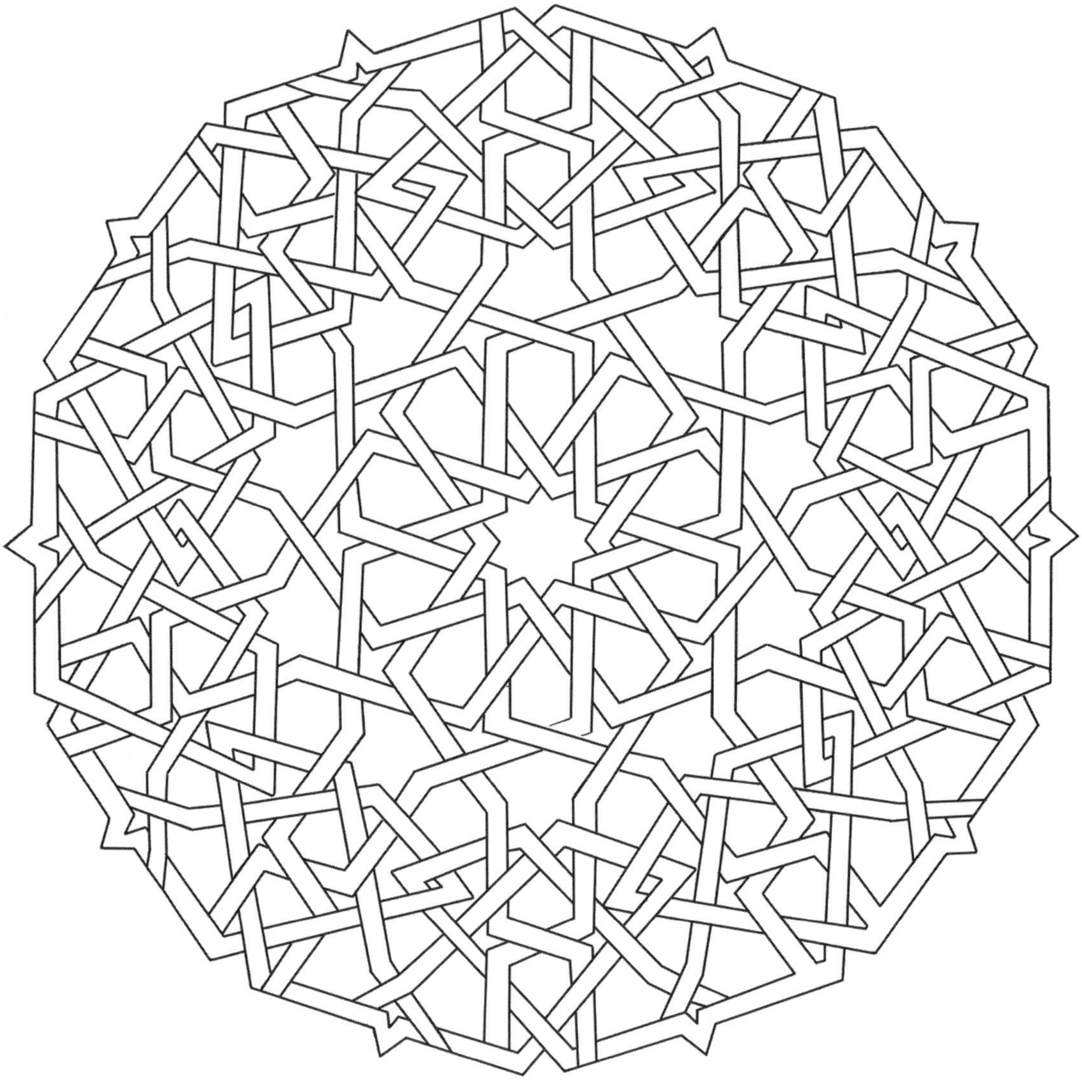

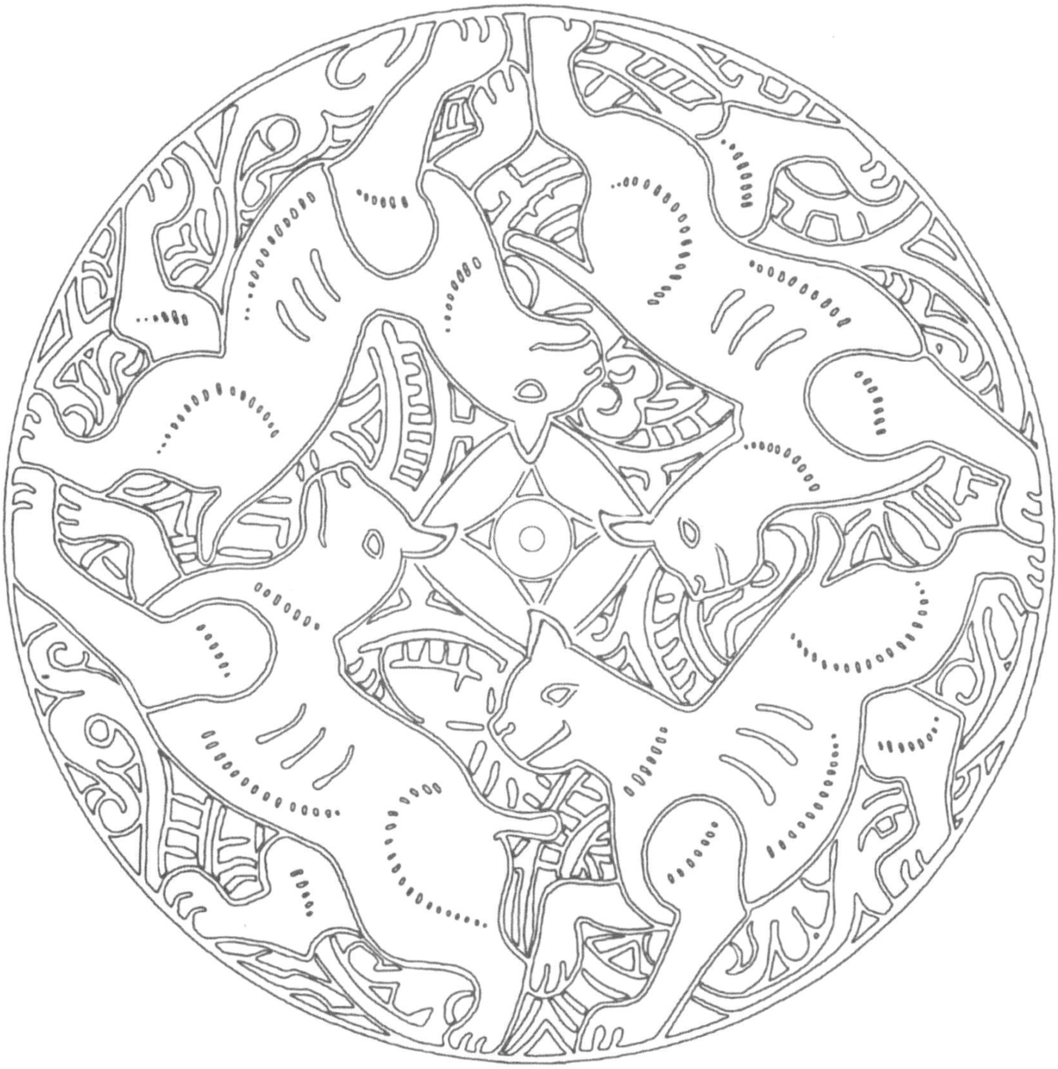

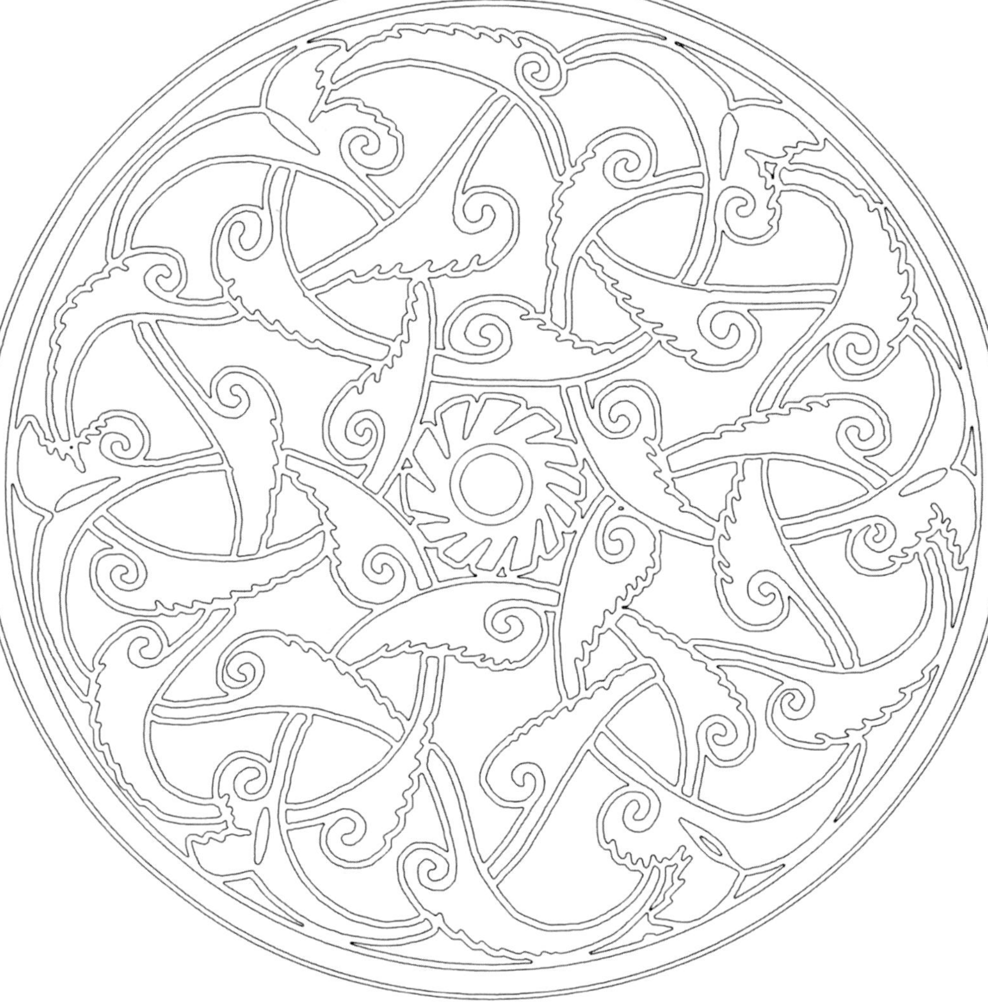

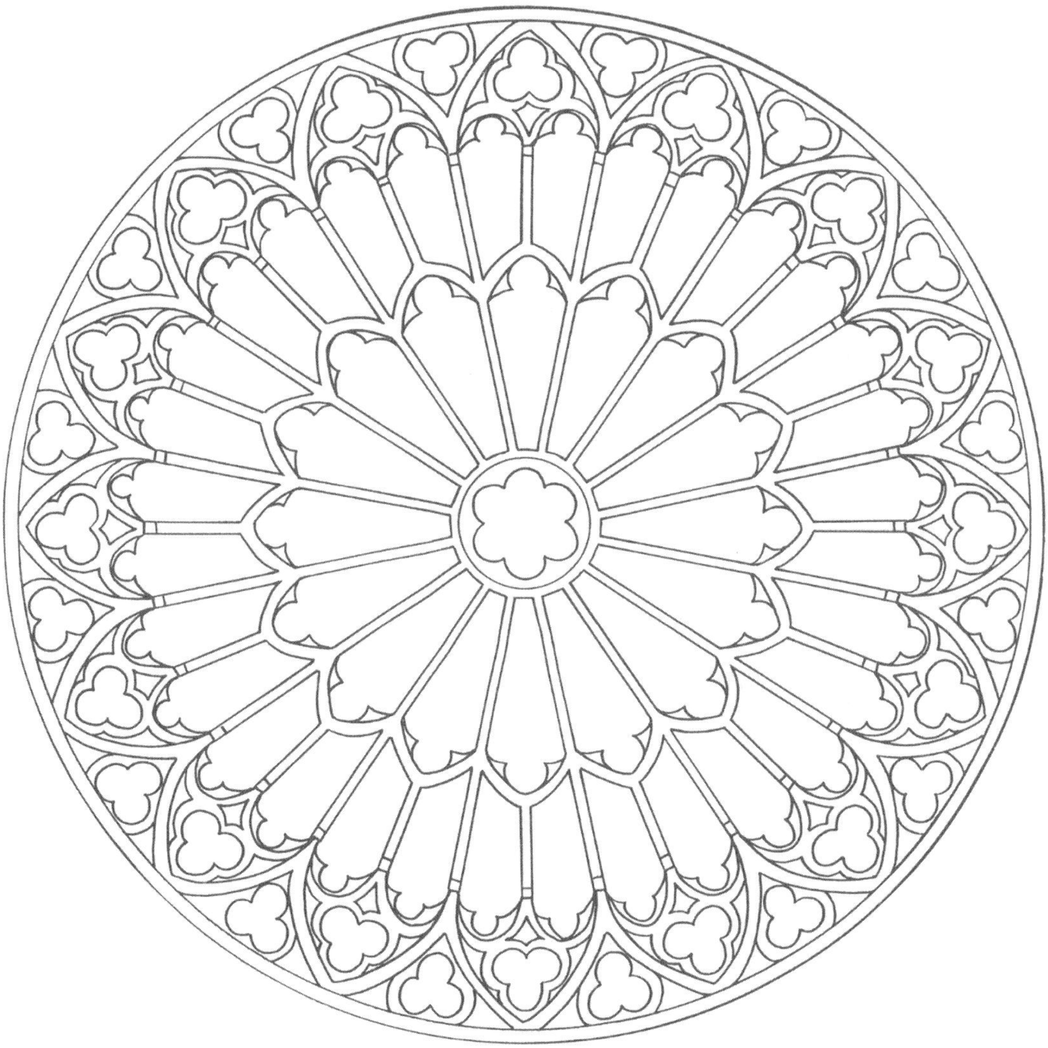

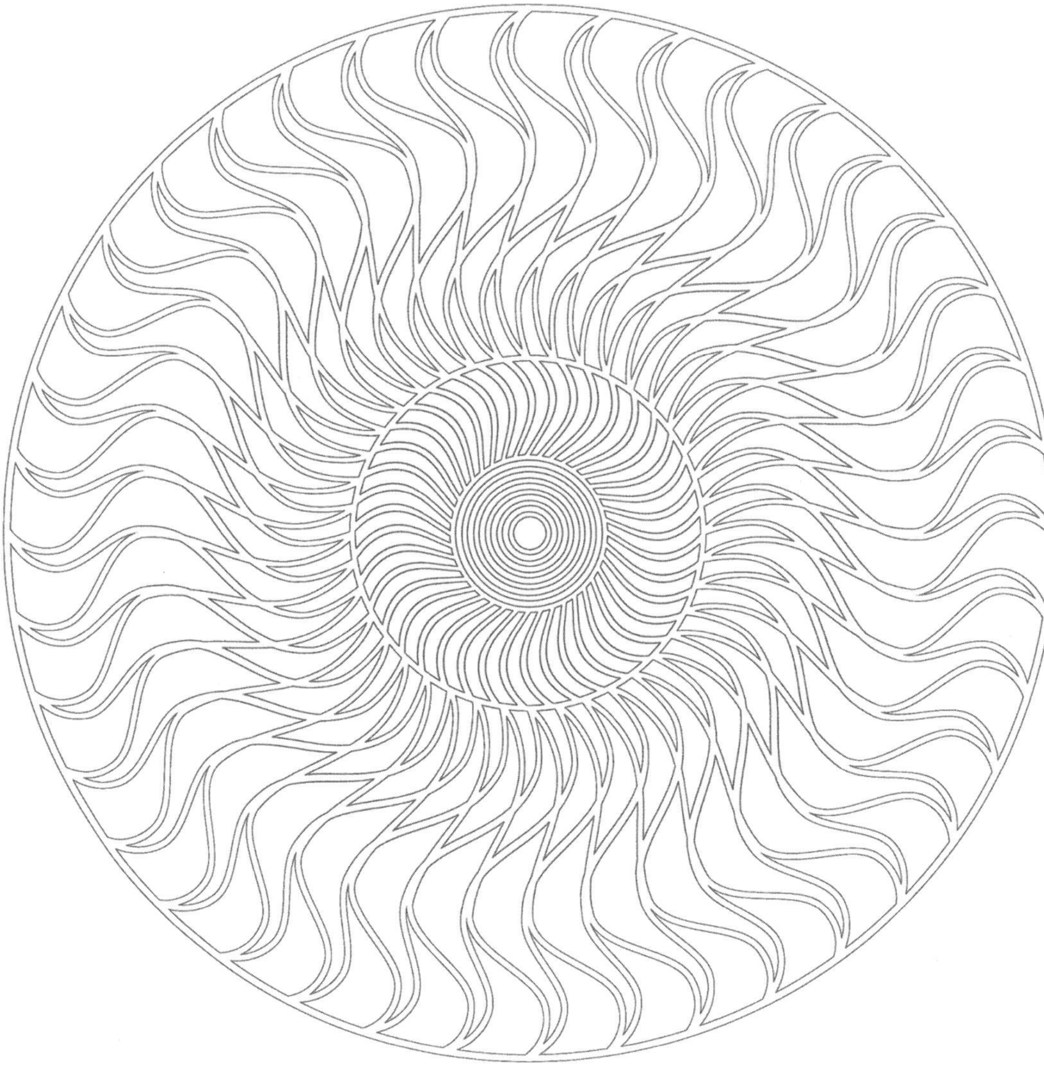

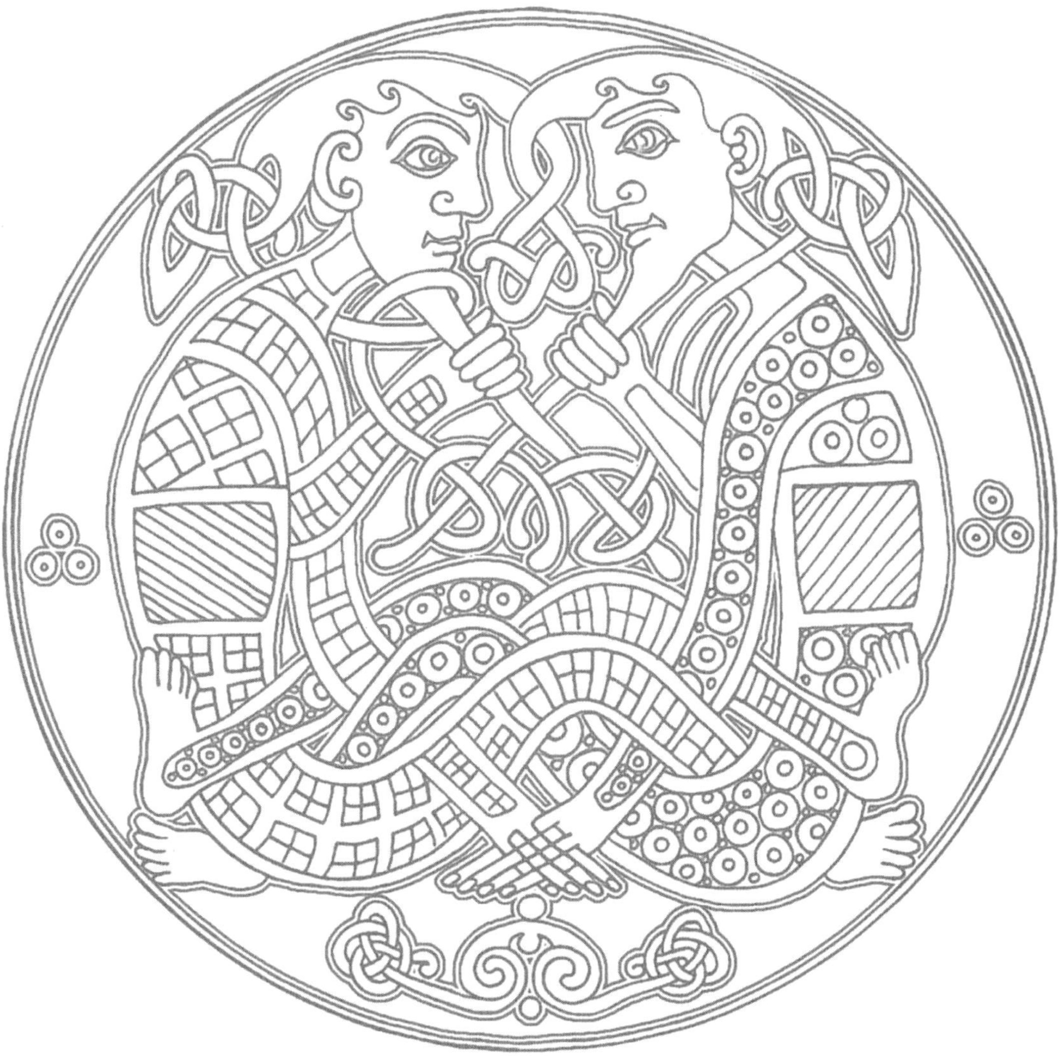

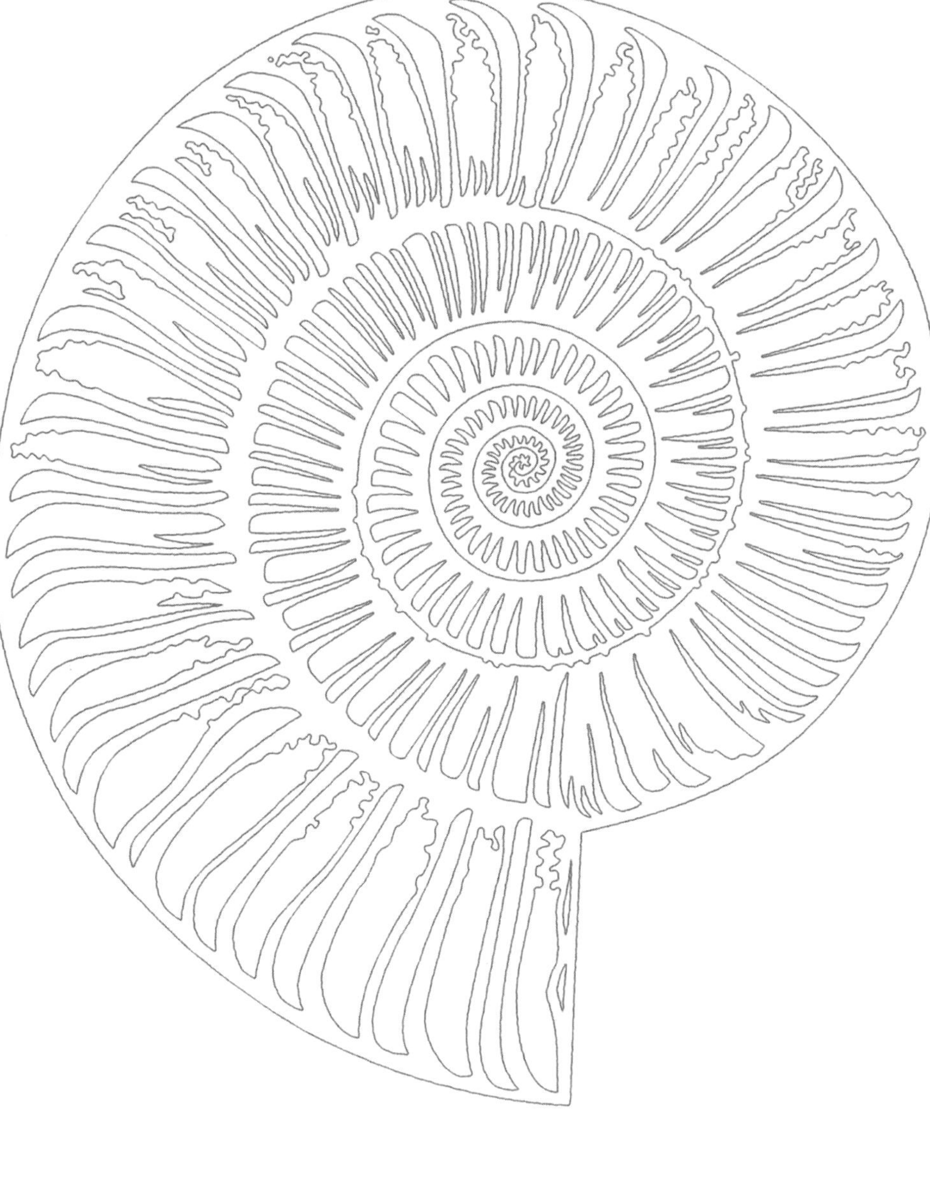

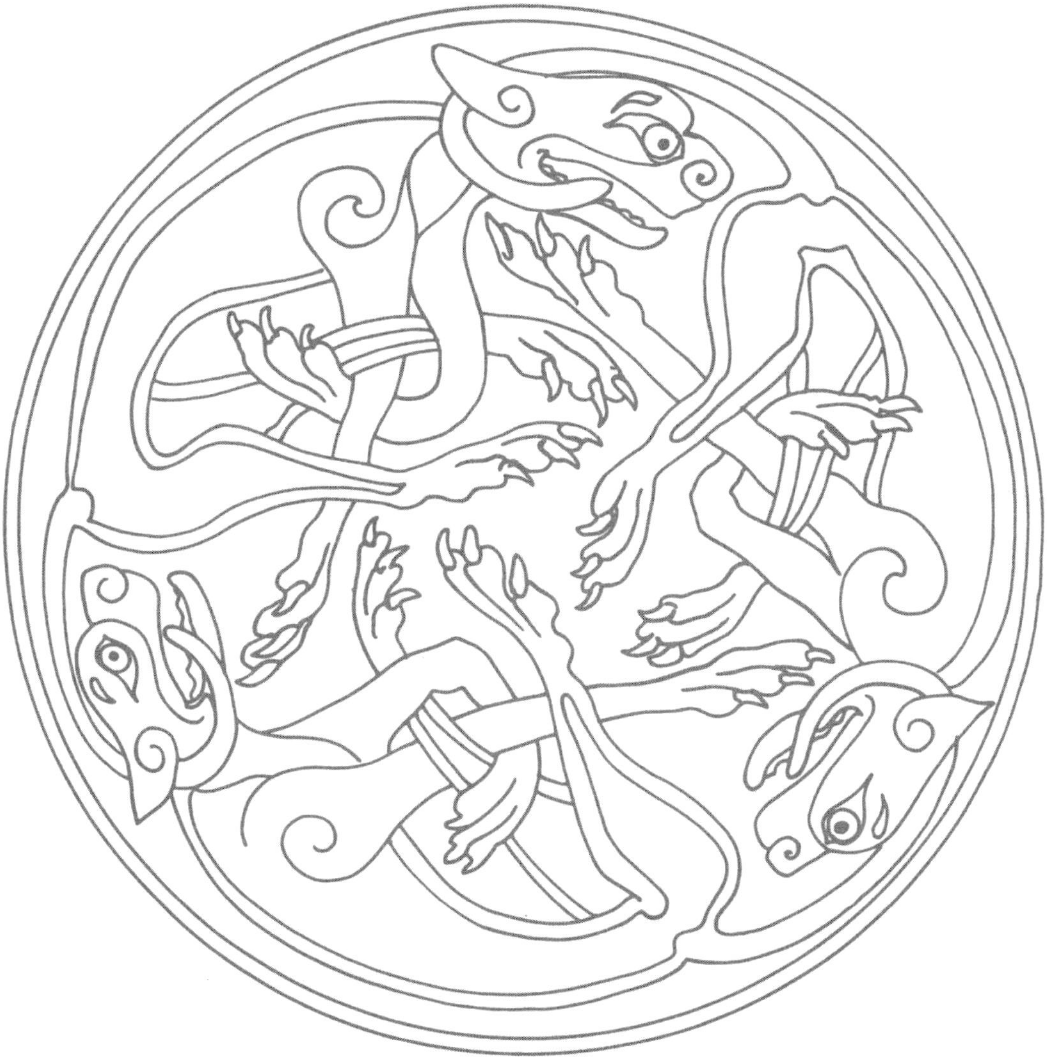

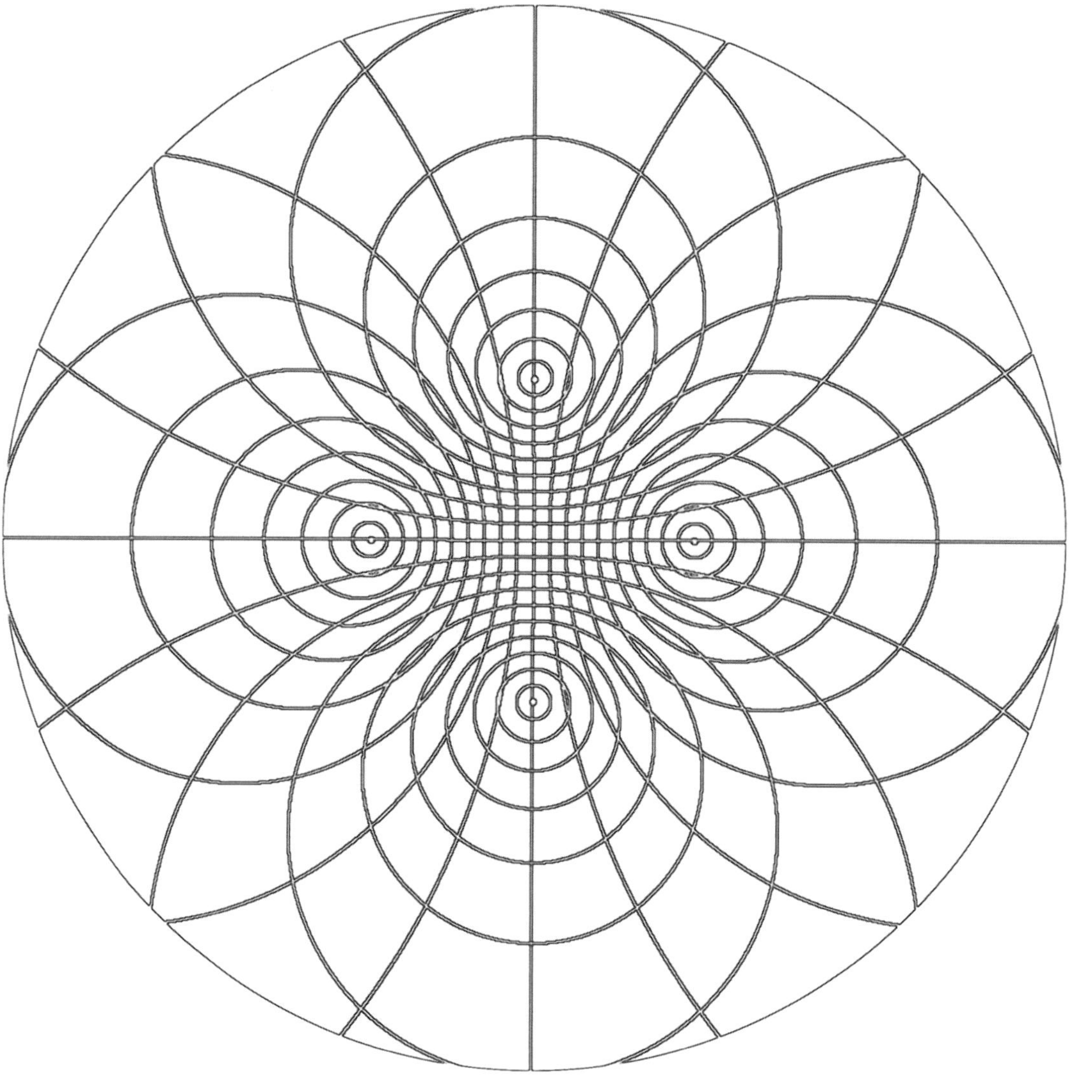

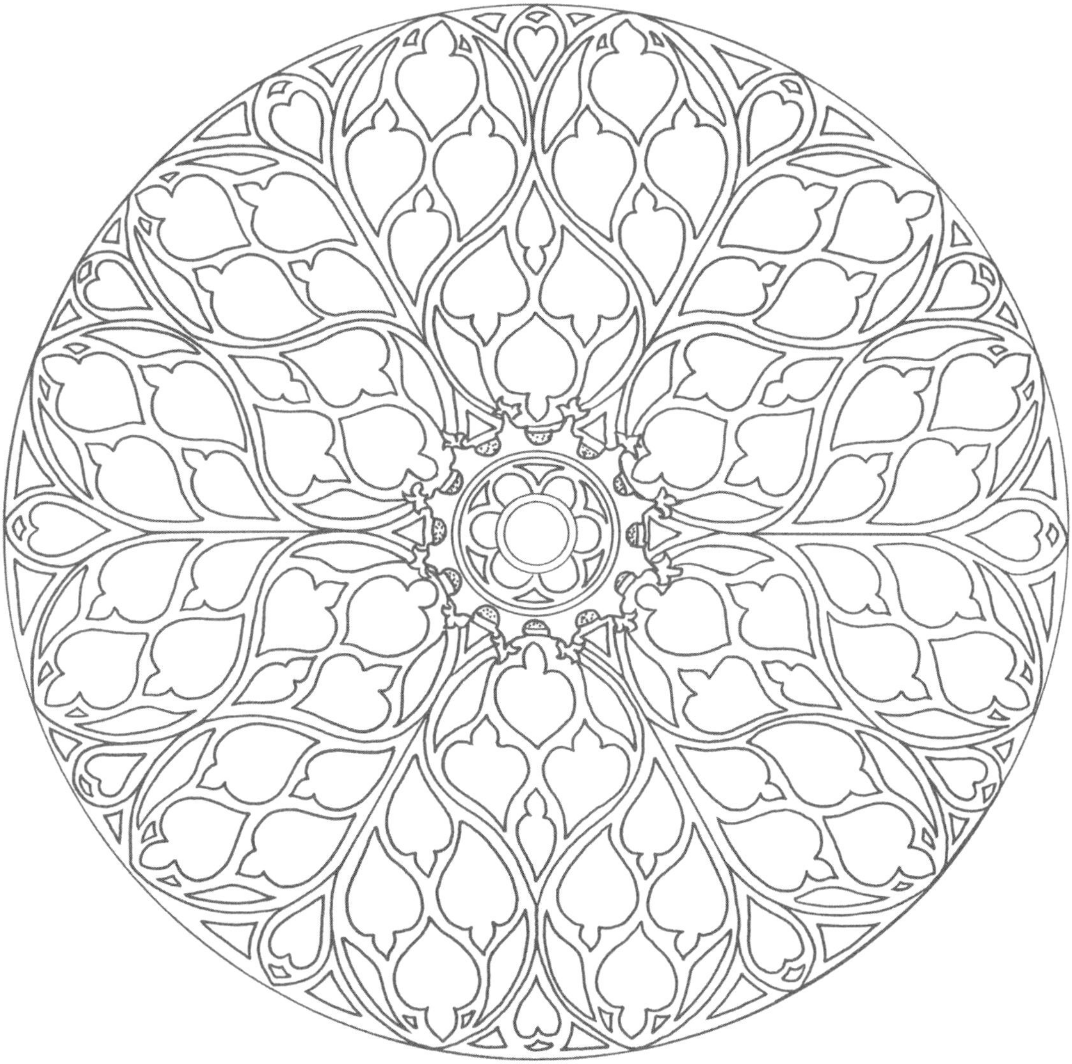

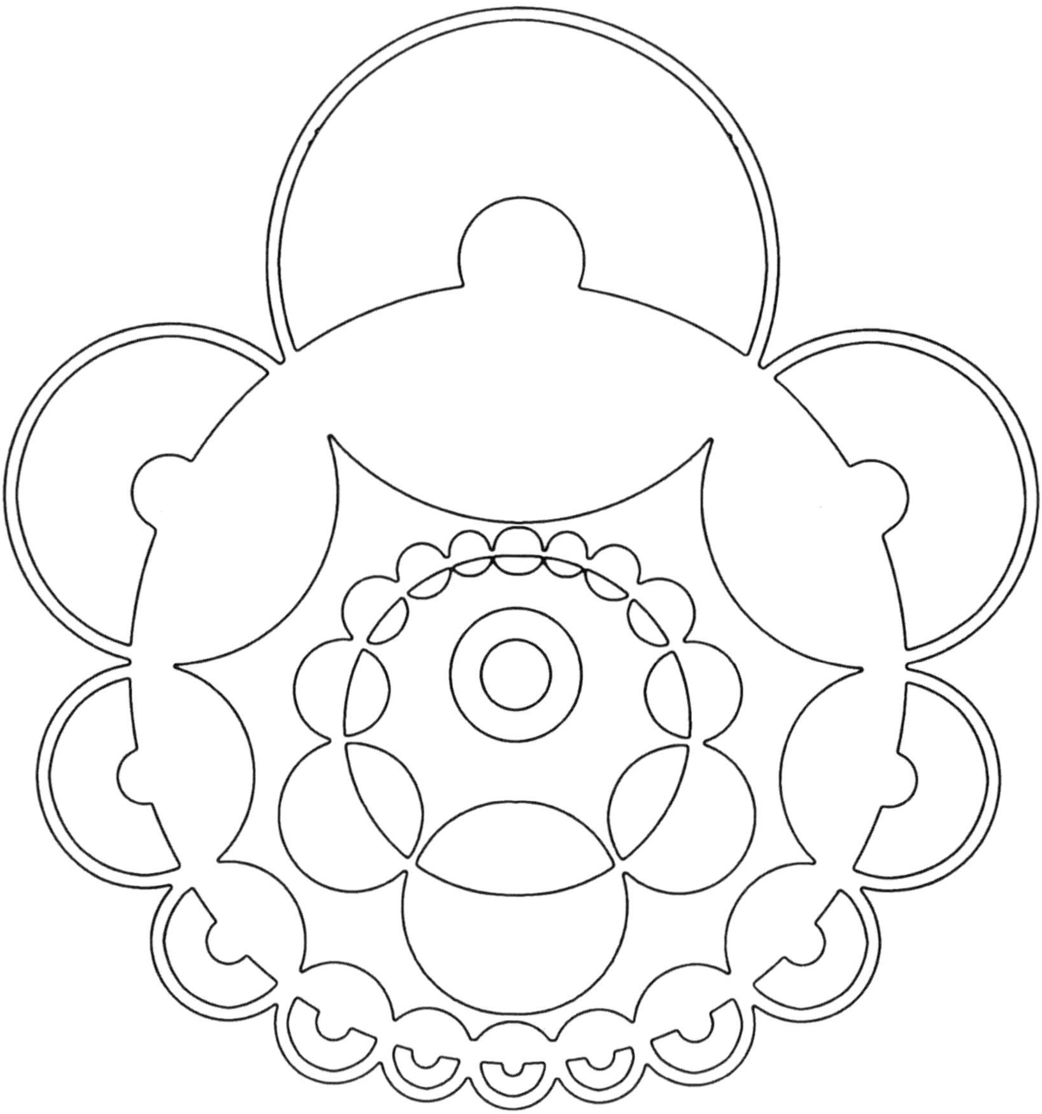

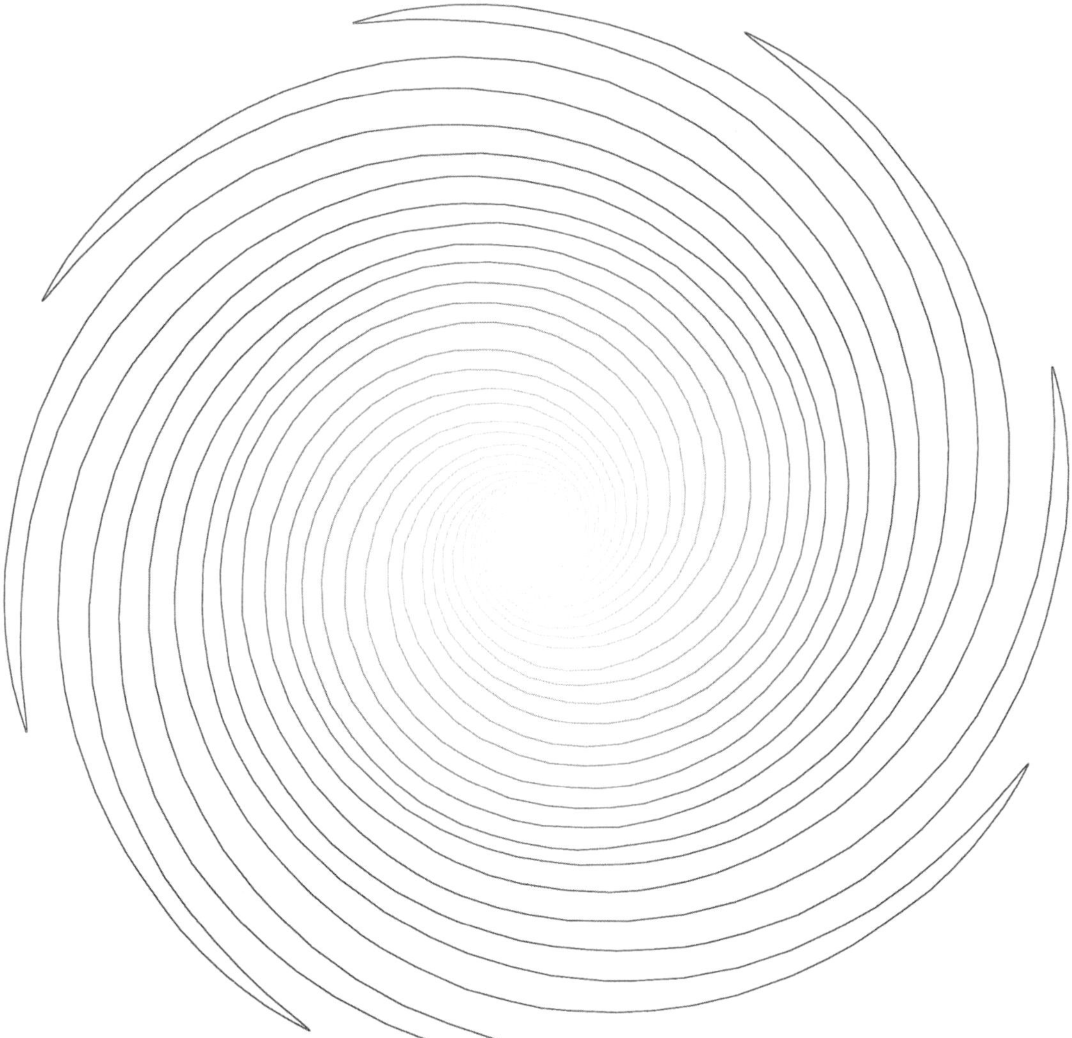

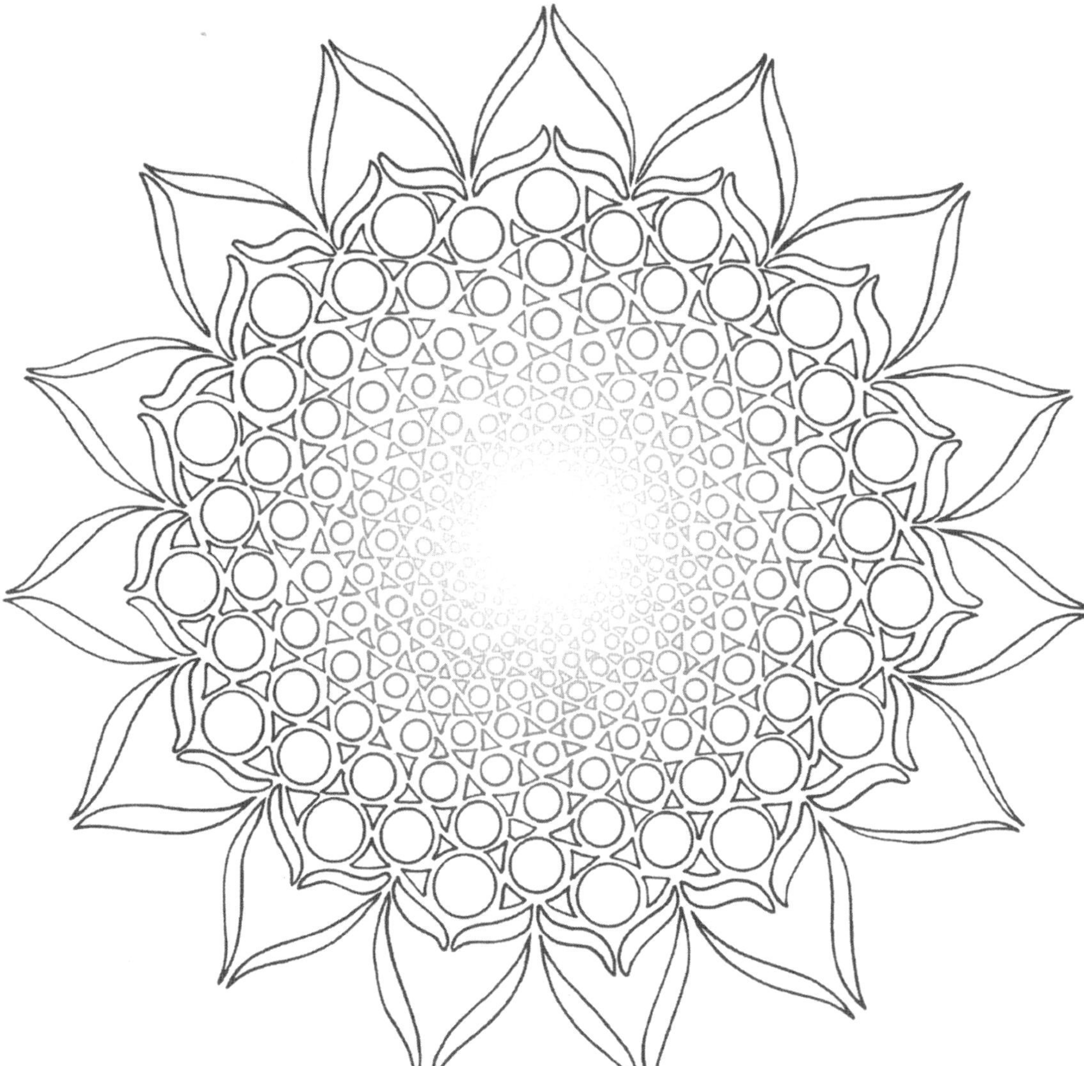

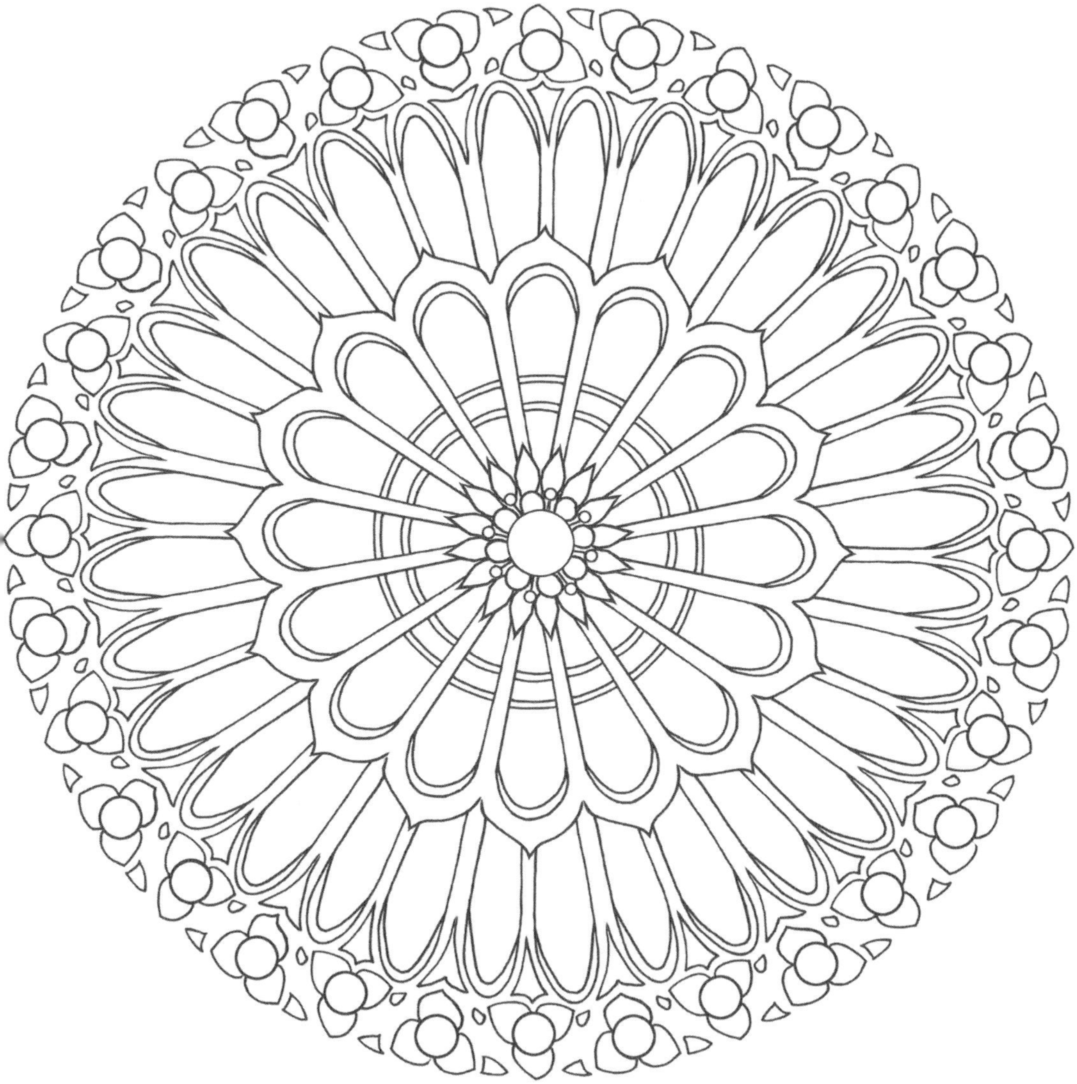

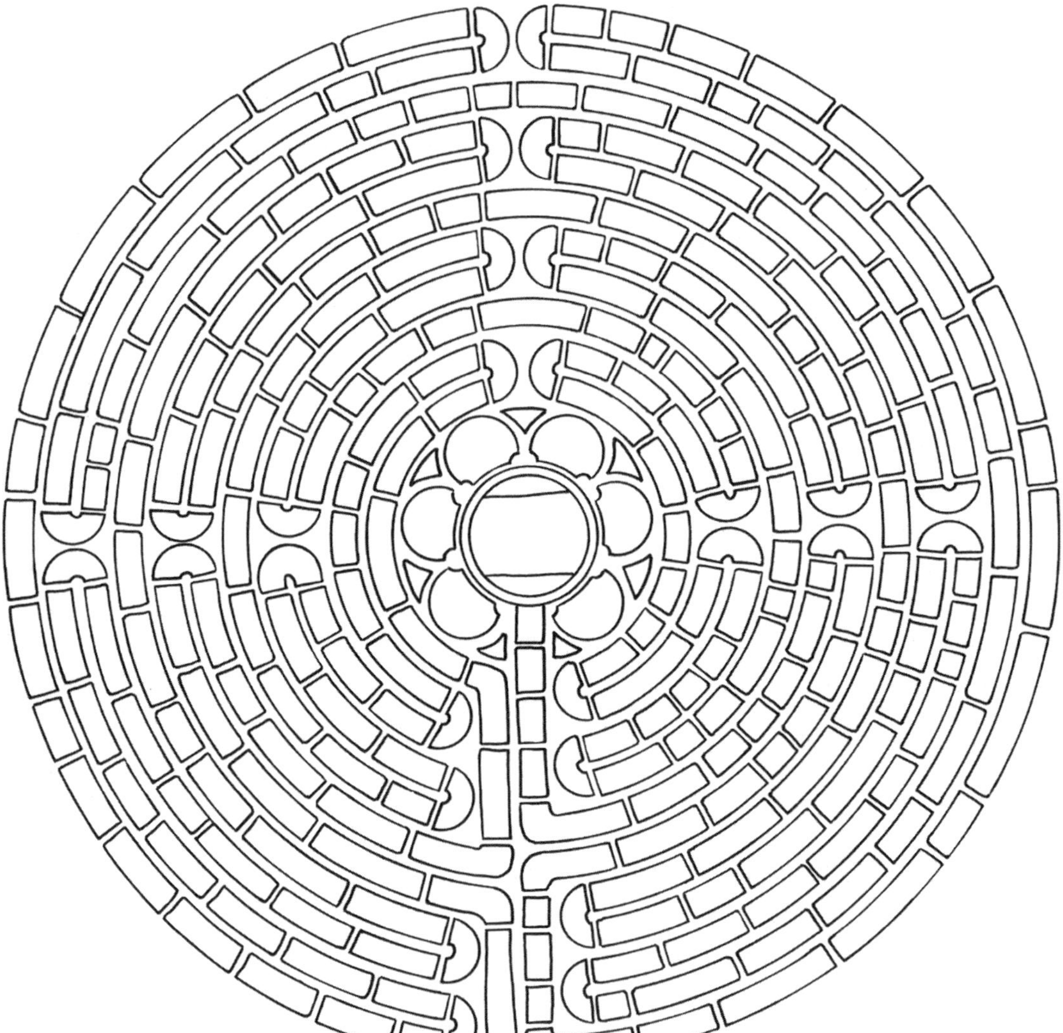

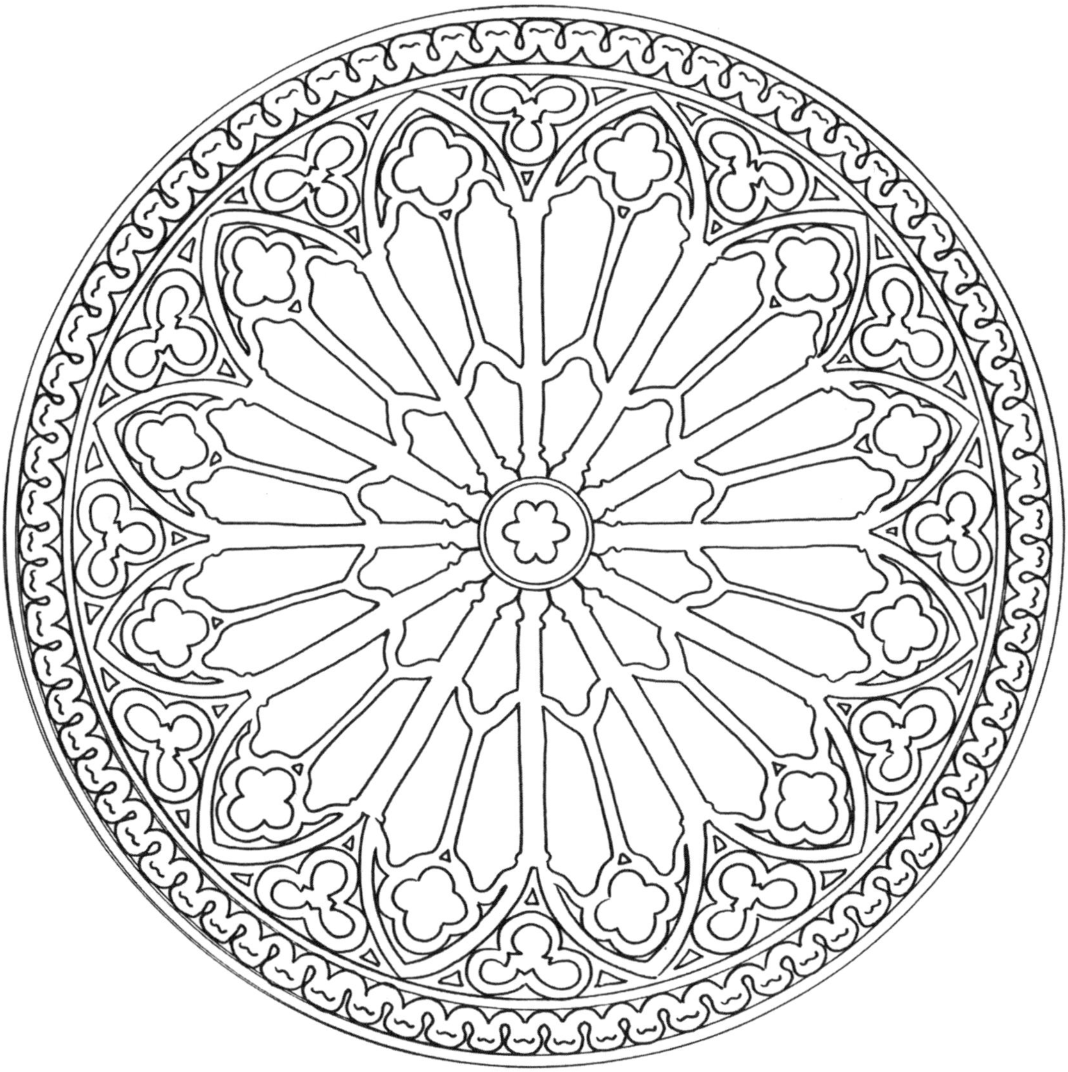

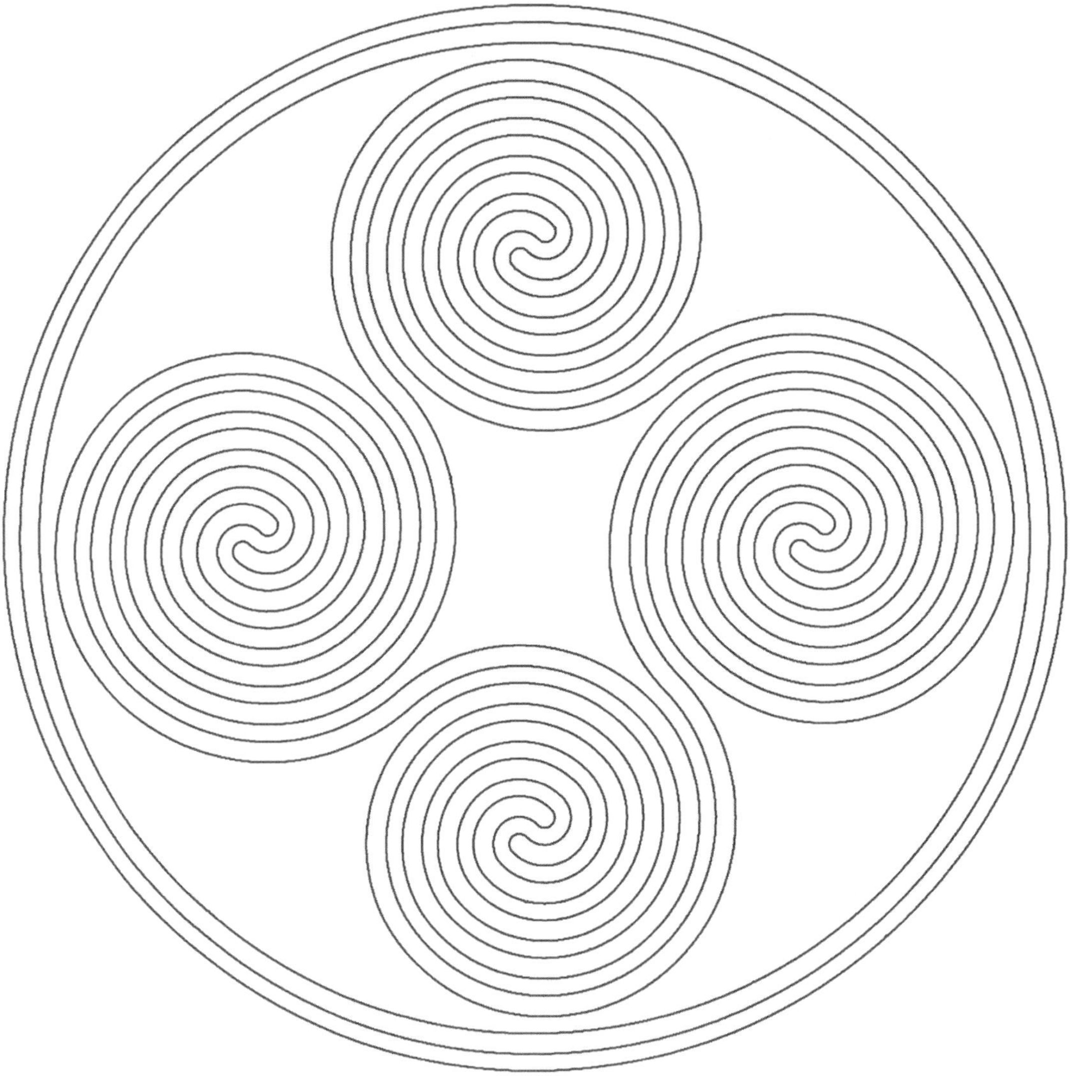

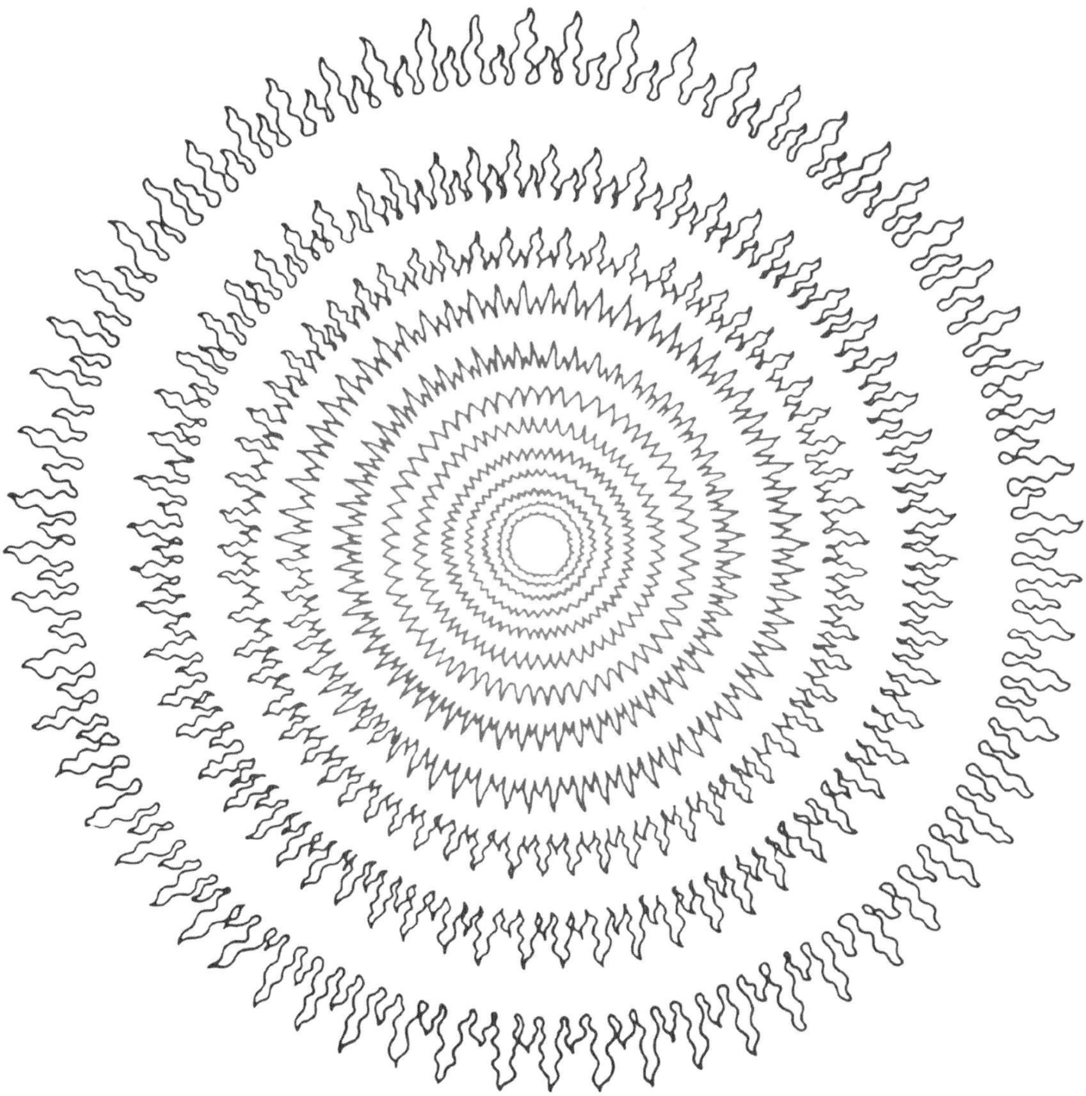

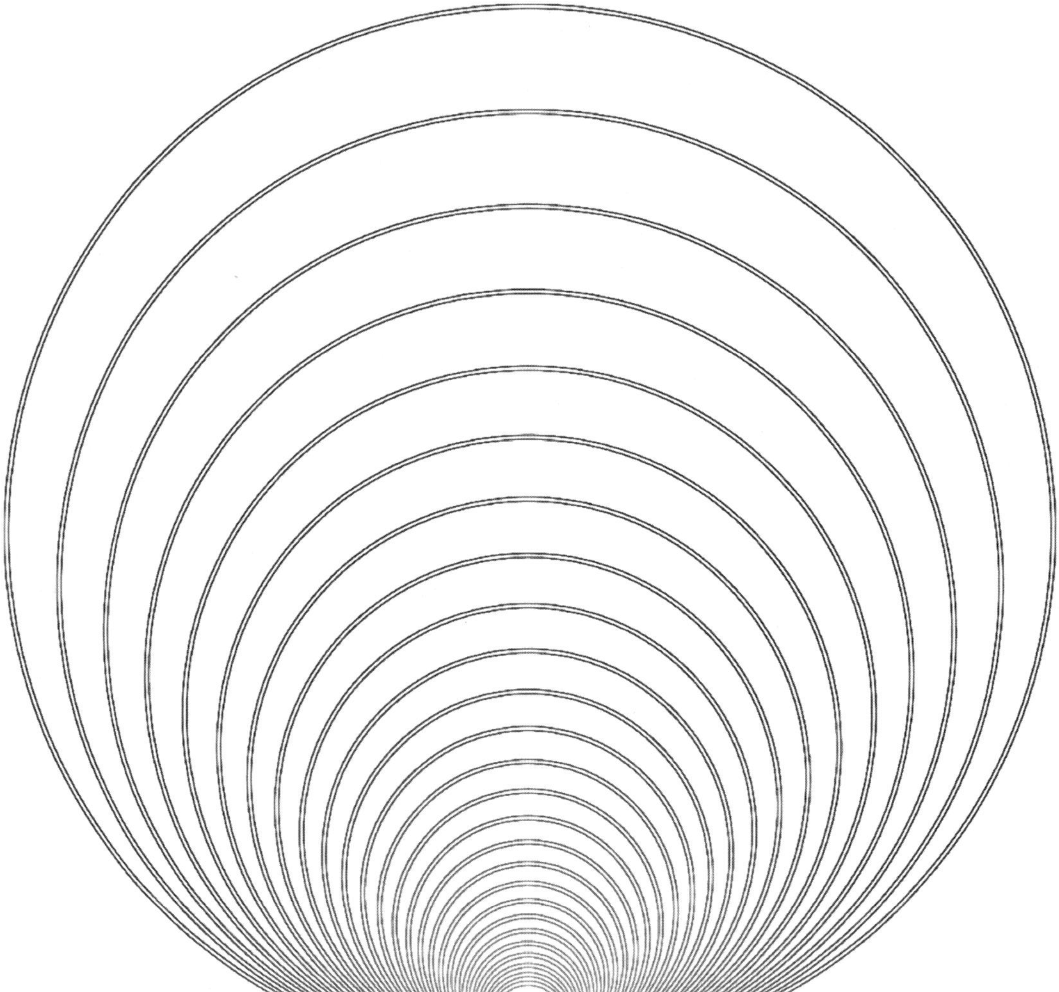

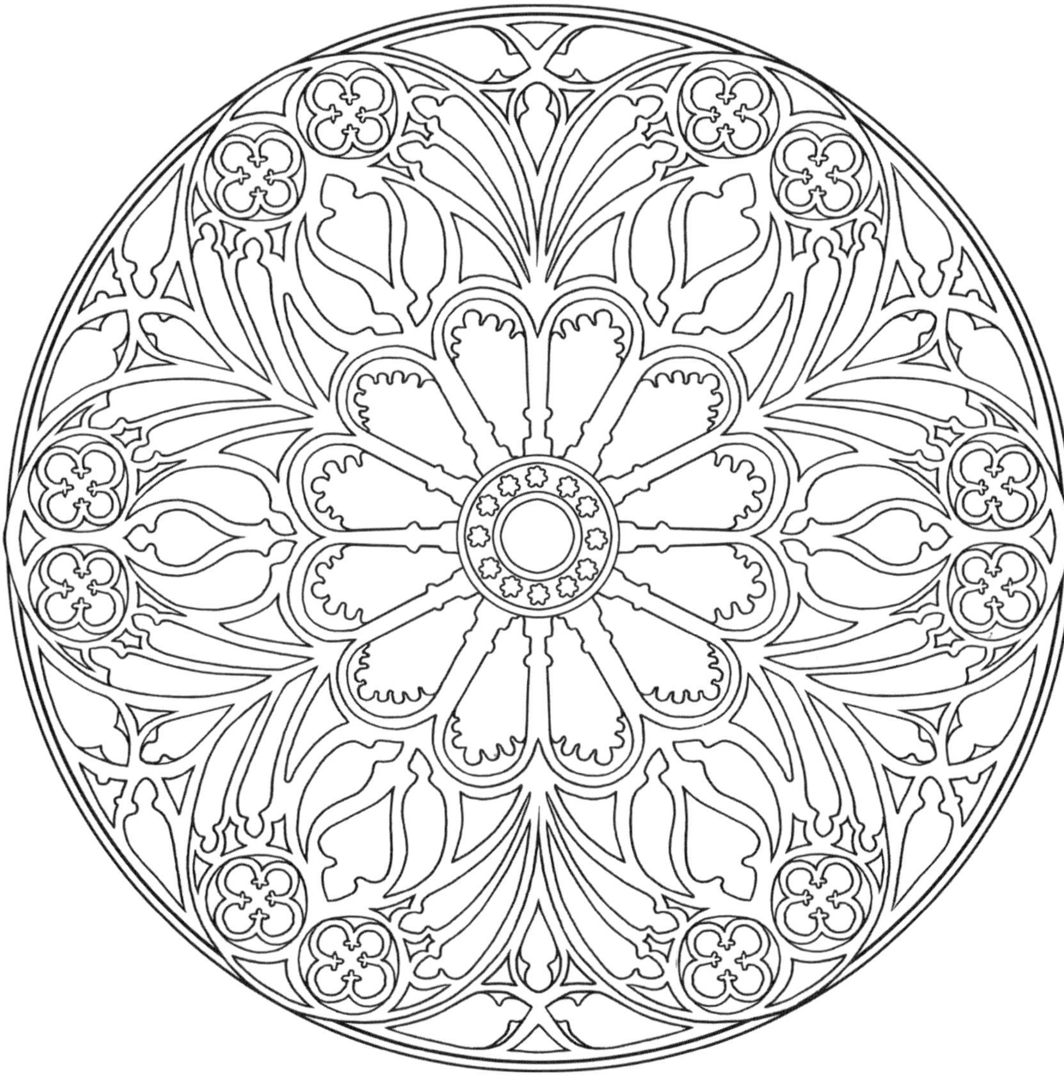

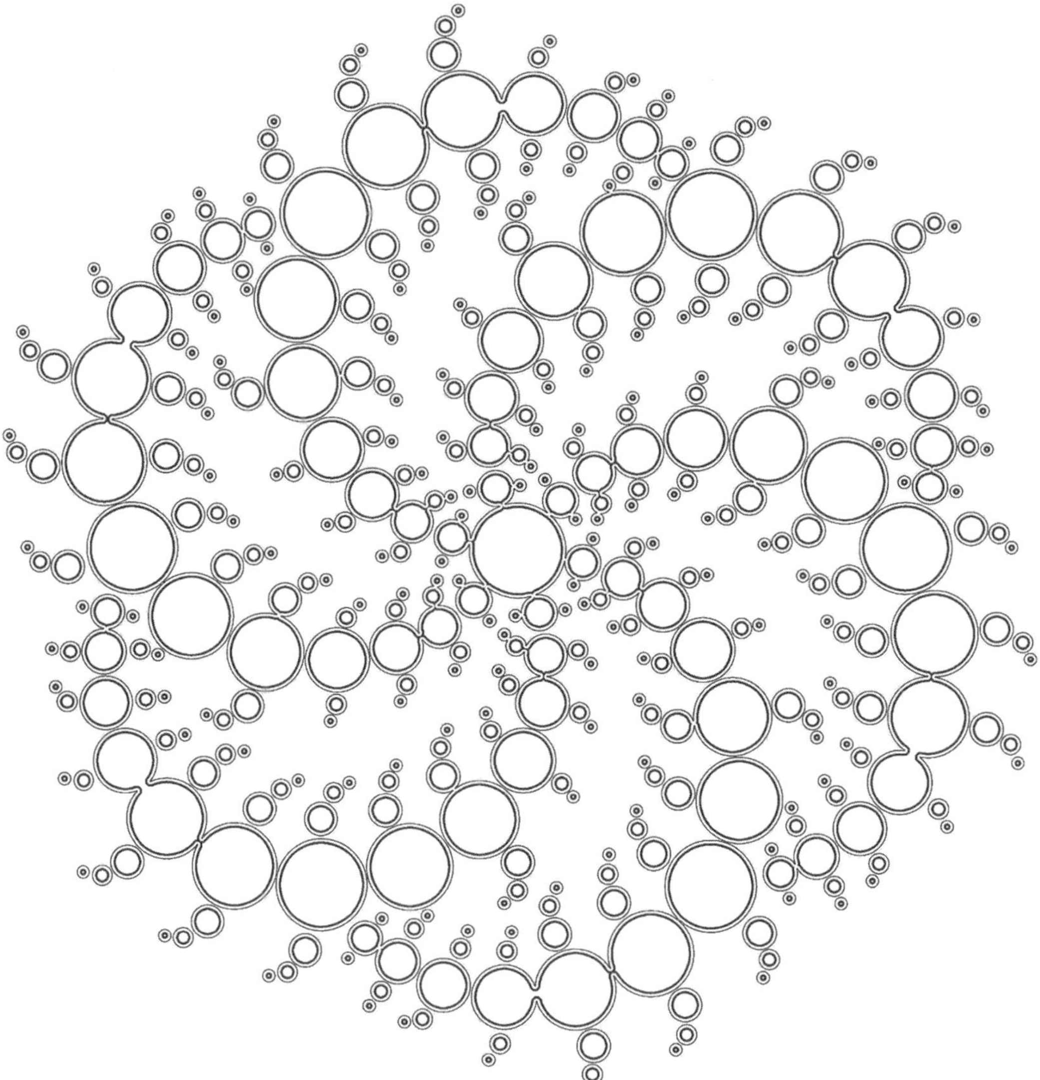

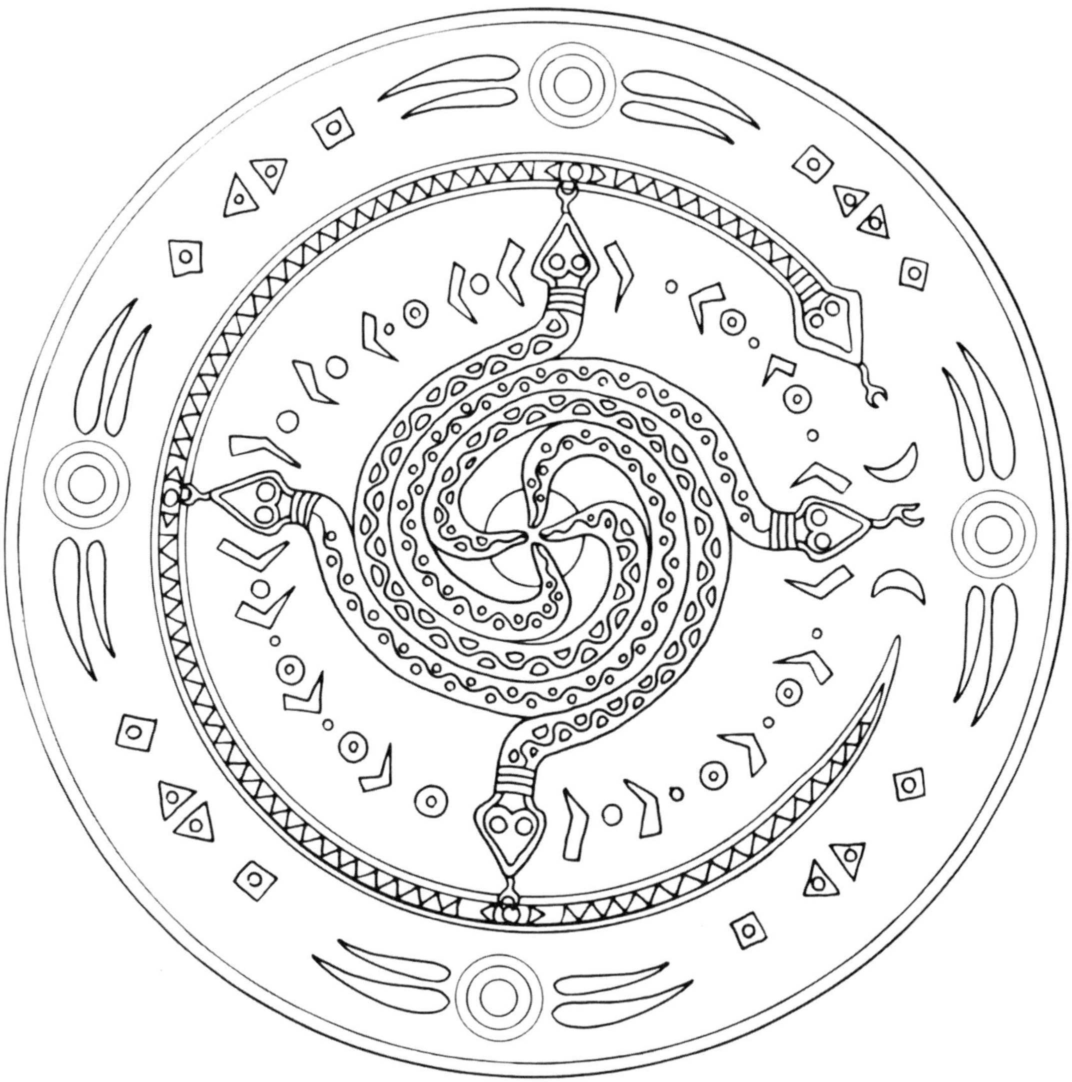

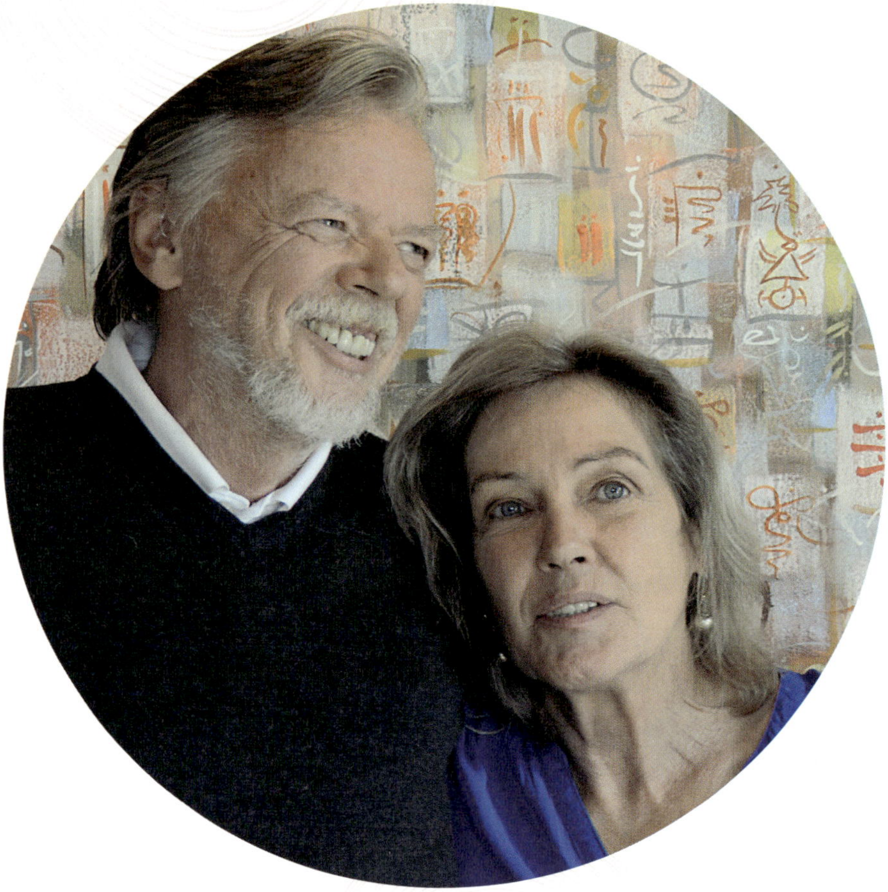

ÜBER DIE AUTOREN

MARLIES HOLITZKA

arbeitet seit 1996 in eigener Praxis als Coach für Persönlichkeitsentwicklung, systemische Beratung für Privatpersonen und Unternehmen und als Leiterin von Aufstellungsseminaren. In der täglichen Beratung und in ihren Büchern gilt ihr besonderes Interesse den großen philosophisch-spirituellen Fragen – und wie wir sie ganz pragmatisch in unserem täglichen Leben umsetzen können.

KLAUS HOLITZKA

zählt zu den Malern, deren Werke man als spirituelle Kunst bezeichnen kann. Sein Interesse an unterschiedlichen Kulturen hat ihn von der form- und farbenprächtigen altmeisterlichen Malerei bis hin zur Zen-inspirierten Tuschemalerei geführt. Er gehörte zu den Ersten, die sich mit Mandalas in der Kunst beschäftigten. Seine Mandala-Ausmalbücher erfreuen sich seit Jahrzehnten großer Beliebtheit.

www.holitzka.de

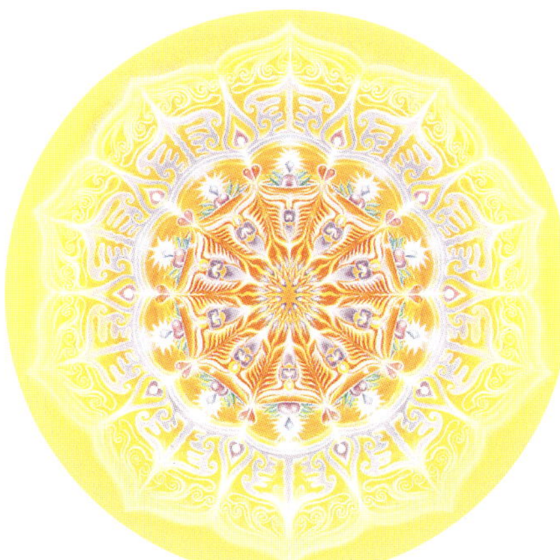

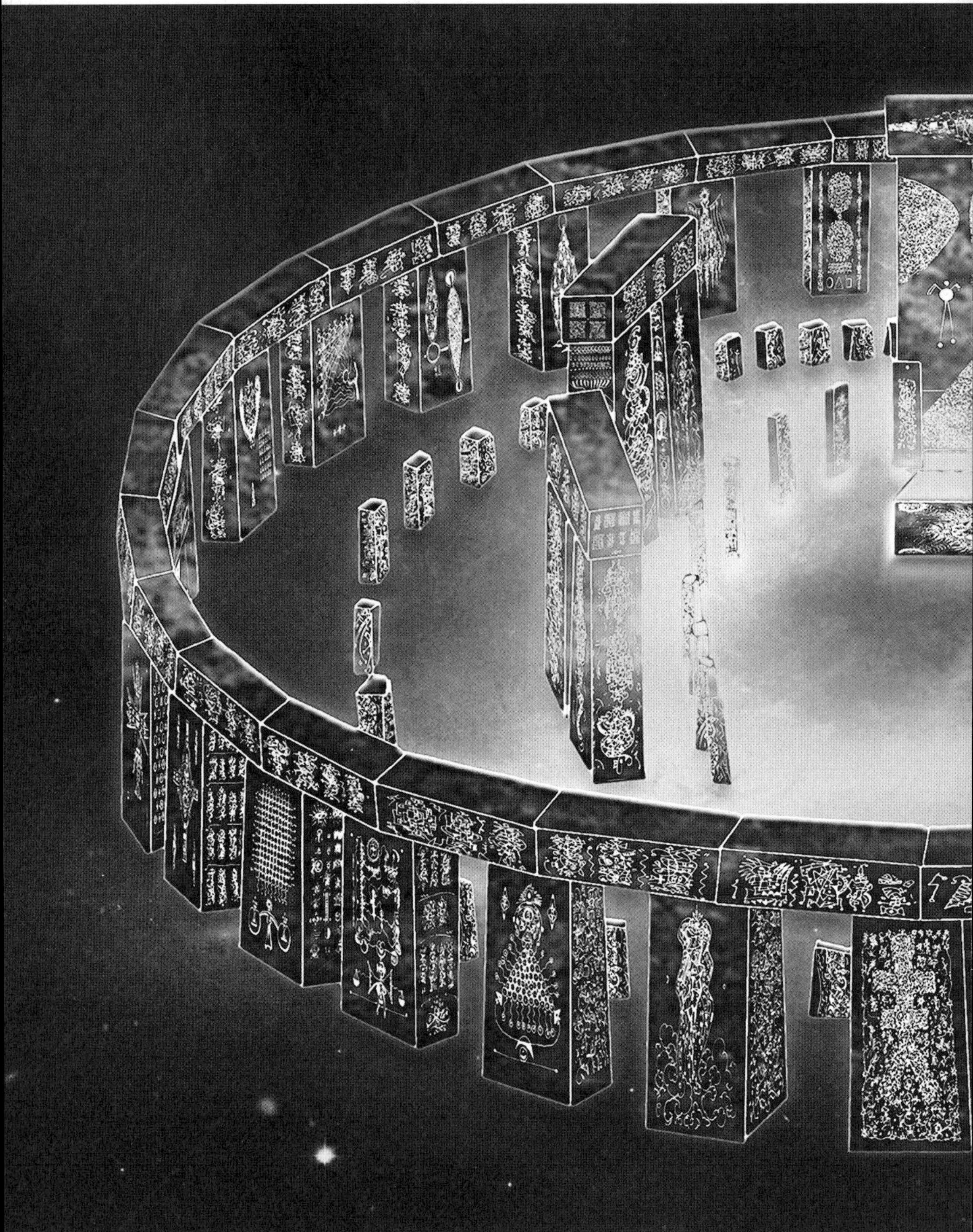

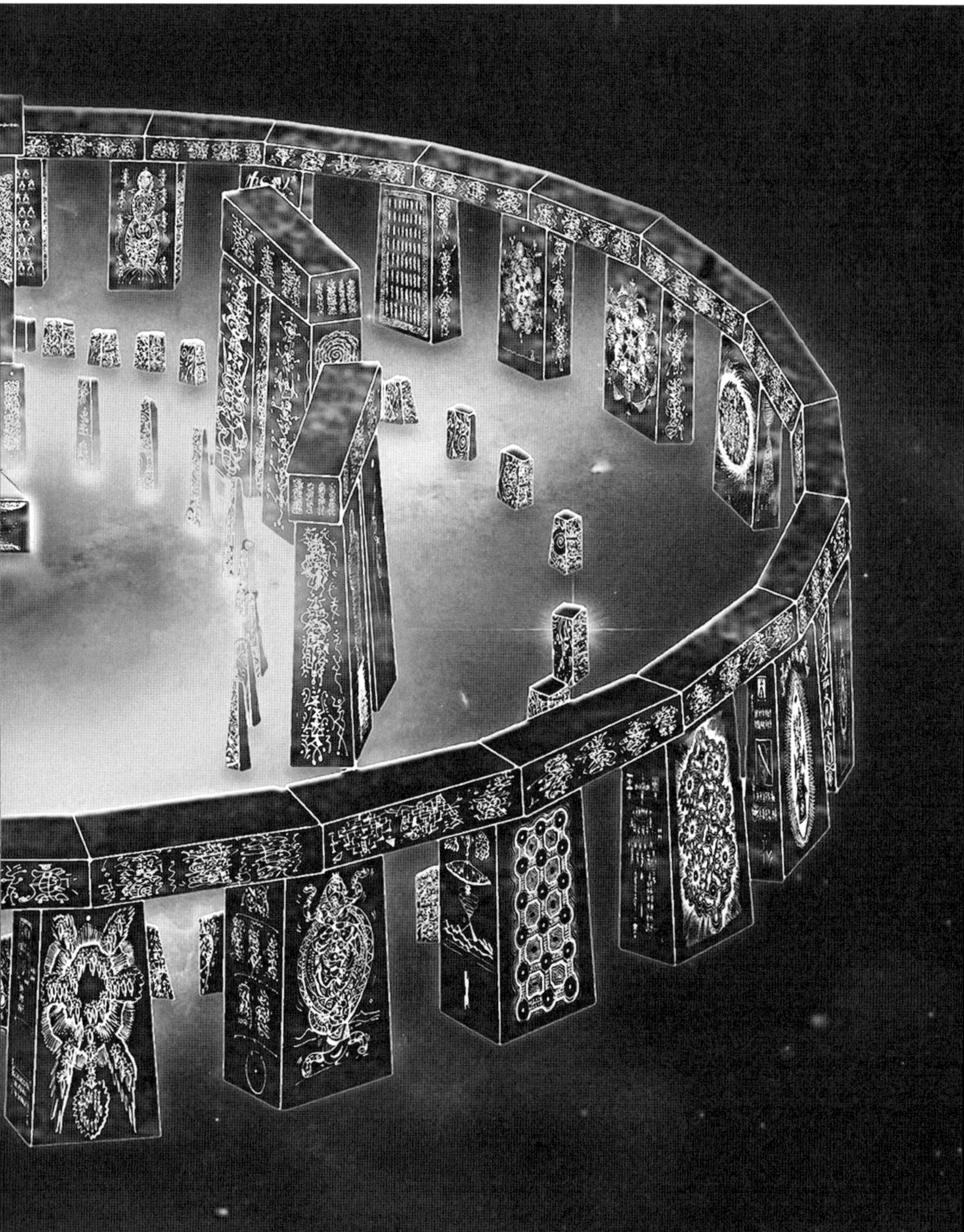

ENTDECKEN SIE DIE KRAFT DER MANDALAS

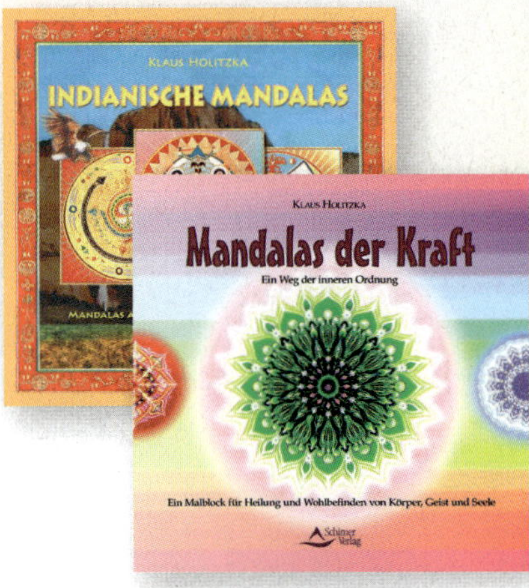

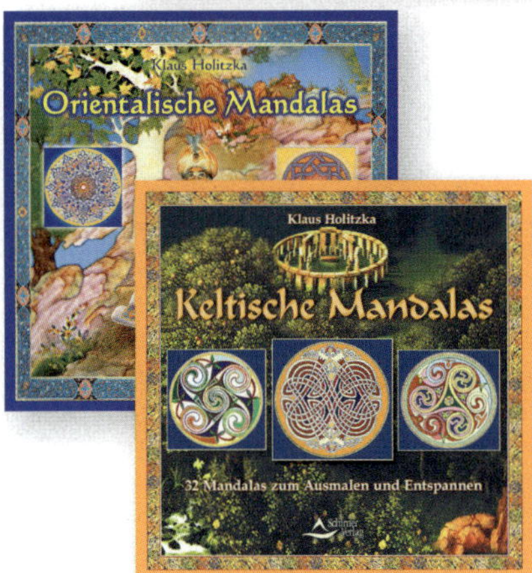

Klaus Holitzka

Indianische Mandalas
Mandalas als Begleiter auf dem Pfad der Kraft
64 Seiten
ISBN: 978-3-89767-361-8

Mandalas der Kraft
Ein Weg der inneren Ordnung
Ein Malblock für Heilung und Wohlbefinden von Körper, Geist und Seele
64 Seiten
ISBN: 978-3-89767-358-8

Orientalische Mandalas
64 Seiten
ISBN: 978-3-89767-357-1

Keltische Mandalas
32 Mandalas zum Ausmalen und Entspannen
64 Seiten
ISBN: 978-3-89767-353-3

Mandalas werden in vielen Kulturen als spirituelle Symbole genutzt. Sie spiegeln die konzentrische Anordnung unseres äußeren und inneren Kosmos in facettenreicher Schönheit wider. Sie führen uns meditativ in unsere göttliche Mitte und wieder aus ihr heraus. Mit diesen Malblöcken können Sie das Geheimnis des Mandalas kreativ erkunden und auf spielerische Weise mehr über sich selbst erfahren.

HEILUNG VISUALISIEREN

FÜR OPTIMALE ERGEBNISSE BEIM HEILSAMEN MANDALA-MALEN

Die im Buch abgebildeten Mandalas können Sie kostenlos runterladen unter:

WWW.SCHIRNER.COM/FILES/OC/MANDALAS.PDF

Heilung visualisieren
Trance-Reise
ISBN 978-3-8434-8360-5
ca. 74 Min.

Heilung visualisieren
Trance-Klänge
ISBN 978-3-8434-8359-9
ca. 65 Min.

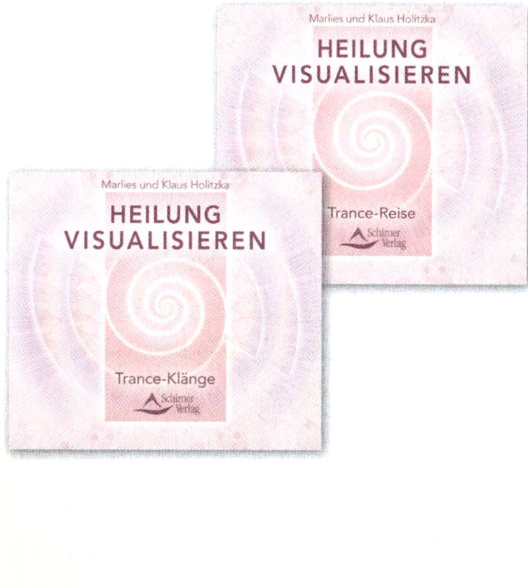

Schirner Verlag

BILDNACHWEIS

MALPRAXIS-BILDER:

S. 34, 35, 36, 40: © Noah Schönherz

BILDER DER BILDDATENBANK WWW.SHUTTERSTOCK.COM:

Papierstruktur: S. 9, 34, 35, 47: # 224586883 (© g13dr3)
Notizzettel: S. 61, 67, 73, 83, 91, 99, 105: # 430602322 (© Flas100)

AUTORENFOTO:

© Holger Karg

VOR- UND NACHSATZ UND ALLE WEITEREN BILDER VON:

© Klaus Holitzka

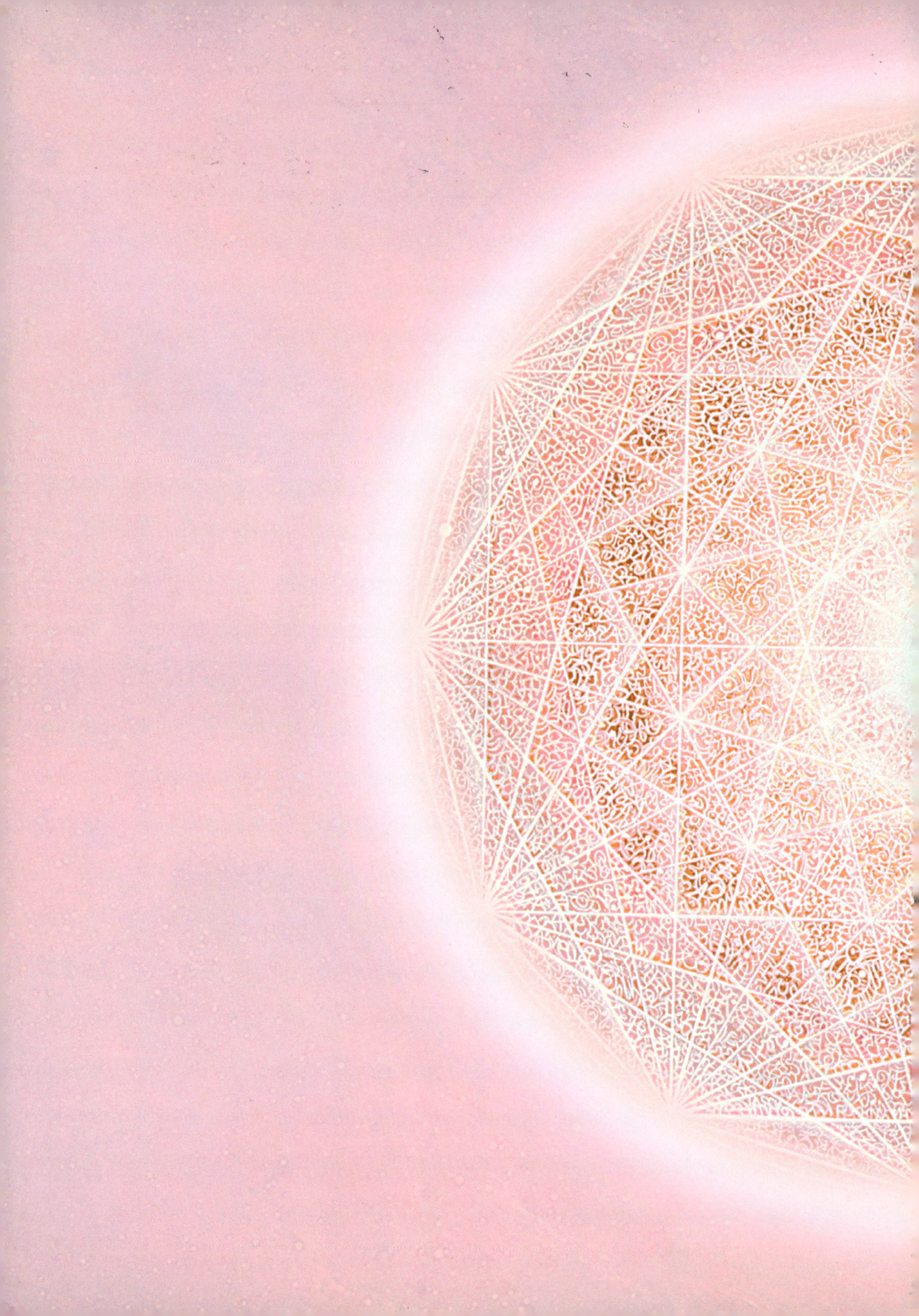